人間の値打ち

鎌田 實
Kamata Minoru

a pilot of wisdom

はじめに──「値打ち」ってなんだろう

「値打ち」ってなんだろう、と考えてみた。その人やそのものや事柄が持っている価値。役に立つ度合い、あるいは役に立つ程度、と考えると、少しわかりやすくなる。

そんなことを考えてこの本の原稿を書き始めているとき、まさに「人間の値打ち」というイタリア映画を観《み》た。格差社会に起こったひき逃げ事件。階級が違う家族の人間模様を描いたサスペンス・ドラマだ。「人間の値打ち」は日本語のタイトルで、原語のタイトル（Il capitale umano）は「人間の値段」というニュアンスに近い。

「値打ち」と「値段」、同じようでいて、何かが違うような気がする。「値打ち」と言ったときには、単なる値段以上の、それらが存在している意味や意義がかかわってくる。つまり、どれだけ役割を果たしているか、ということだ。人間であれば、品位や尊厳という言葉につながるかもしれない。

資本主義社会に生きているのだから、当然、お金で換算される「値打ち」もある。

「人間の値打ち」で一冊の本を書こうと思った。

格差社会の中で、自分には「値打ちがない」と思わされている人たちが増えている。

厳しい状況でがんばっているのに、「あいつは雇っている値打ちがない」と後ろ指をさされる人もいる。

上司からパワハラを受け、「自分には生きている値打ちがない」と思いこんで、うつ病や自殺に追い込まれる若者もいる。

そして一部の勝ち組だけが、「オレたちは競争のなかで勝ち抜いてきたんだから、値打ちが高い」と大きな顔をしている。稼ぐ力は人間の値打ちに間違いなく関係はしているが、人間の値打ちはそれだけではないはずだ。その「それだけではない何か」を、きちんと言葉にしたい、と思った。

人間の値打ちとは何か、見つめ直してみたい。見失われつつある人間の値打ちについて考えていくことで、自分が存在している意味や意義を見つけられるのではないだろうか。

目次

第二章

「働くこと」「愛すること」と「生きる価値」

――自分の存在価値を見失ったとき、「働くこと」「愛すること」のふたつが生きる意味を教えてくれる。

人間の命の値段が軽い／生きるのに金がかかり過ぎる／ダウン症の人たちは幸福度九〇％以上／ネアカ力が人生をおもしろくする／人間クサイ人間／地球にとってのベストは「人間がいないこと」／「人間の値打ち」は失敗から始まっている／ストックで人間の値打ちが変わり始めた「働くこと」「愛すること」が人間の価値を決める／電通の何が問題か／「ありがとう」が折れそうな心を救った／ブラック企業は人間の値打ちを壊す／「あえて利益を出さない」という価値／怠けアリの存在価値／好きなように働いてもらったら生産性がアップ／人間の値打ちをうまく引き出す／

第三章

困難なときに現れる人間の「値打ち」

――厳しい状況に陥ったからといって「もうダメだ」と絶望してはいけない。そこから這い上がるときに「人間の値打ち」が出てくる。――

屋台の仕事が難民を救った／誰かのために働くと人間の値打ちが上がる／自己決定で人間の値打ちが上がる／「かっこいい」は人間の値打ちを上げる／「回転」はお金の価値を上げる／「エロス」は人間の値打ちのひとつ／愛することに臆病な現代人／失敗しても愛さずにはいられない人間の値打ち／「愛すること」はあたりまえにしていいんだよ／愛はお金で換算できない「再び立ち上がる勇気」の奮い立たせ方／コンテナに住んでいても値打ちのある生き方をする／被災地でのしいたけ栽培というチャレンジ／学歴のわなと大学に行く意味／

第四章　人間の「価値」ってなんだろう

——人間は内に善も悪も秘めた存在。
そんな人間の、「価値」とは何かを考えた。
それぞれの「多様性」を認める「寛容」さだ。

自然の価値を判断する方法／自分の価値を知りたい／知能指数は「値打ち」のほんの一部／どんな状態からでも次に行ける／壁を乗り越えるとき、人間の値打ちが生まれる／自分の値打ちを決めるのは自分自身だ／「正解」ではなく「別解」を求めてみる／「認知症になったら安楽死」の何が問題か／「いつ死んでもいい」は半分の事実／障がいに負けない義足の少女／生きることをあきらめない勇気

ノーベル賞作家が語った「人間らしさ」／悪魔と天使が共存するイキモノ、人間／破滅的なほど「オレオレ」の意識の強い人間／自分のなかに「悪」がいる／

第五章 自分の「価値」を決められるのは人間だけ

――人間の「価値」は変わるからおもしろい。
固定観念から離れて、
自分で自分の「価値」を見つけよう。――

心のなかのケモノをコントロールするのも価値のひとつ／ボノボに見る道徳性の起源／道徳教育は必要か／なぜバッシングしてしまうのか／暴力の地で息づく「人間らしさ」／「寛容」は人間の値打ちに関係している／「アリとキリギリス」のなかにある嫉妬／働きアリは正解か／分断の壁を壊せ／「共感力」は人間の値打ちにつながる／デヴィッド・ボウイの価値ある行動／壁の向こう側を想像してごらん「服従」は人間の値打ちを下げる／「部屋のなかに象がいるぞ」と言う勇気／

目次・扉デザイン／MOTHER　編集協力／加藤裕子

第一章

人間の「値段」と「価値」について

広がる格差のなかで生きなければならない現代。
人間の「値段」にも格差があるかもしれない。
だが、人間の「価値」はそれとは違う次元にある。

人間の値打ちは一定ではない

人間の値打ち、と言ったとき、どういう人が「値打ちが高い」ということになるのだろうか。

年収が高い。

高学歴。

貯金がたくさんある。

容姿端麗、スタイルがいい。

たとえばこういう基準を満たしていれば、「あの人は値打ちが高い」と思われたり、「自分は値打ちがある」と自信を持てたりするのだろうか。

「結婚するなら、やっぱり年収が高い人がいい」と言う女性もいるが、ここに挙げたようなことは結婚相手の条件とも重なるかもしれない。結婚相手は「値打ちが高い」方がいい、ということだろうか。

一方で、値打ちがあまり高くないのを承知で結婚する、ということもよくある。美女とイケメンがいい関係になるよりも、美女が野獣を選ぶことが圧倒的に多く感じられる。

僕の大親友、というよりはアニキと思っている、原田泰治《たいじ》という画家がいる。ナイーブ画家と言われているが、顔はナイーブではない。沖縄のシーサー、あるいは鬼瓦のような顔をしている。いつもヘアバンドをしていて、アパッチ族の部族長みたいだ。

泰ちゃんは一歳のとき、小児マヒにかかり、両足が不自由になった。今や自分の名を冠した美術館があり、世界中で展覧会を開くアーティストだが、絵の勉強をしていた若い頃、どうやって食っていくことができるか、未来がまったく見えないでいた。そんなとき、治《はる》ちゃんという女性に出会う。とんでもなく美人で、スタイルは抜群、頭もいい。そんな諏《す》訪《わ》のマドンナみたいな治ちゃんが原田泰治を好きになった。

お金も大切だけどほかにも大切なモノがある

以前、治ちゃんが僕にこう言ったことがある。

「彼と一緒になるとき、稼げるようになるか、このまま稼げないかは別に考えもしなかった。私が働けばいいんだ、と思ってたから」

原田治子にとって原田泰治の値打ちは、年収や学歴や容姿とは関係なかった。治子は原田泰治のアーティストとしての才能を見抜いていたのだ、と言う人もいるが、たぶんそういうことではなく、原田泰治という人間をまるごと受け入れてくれる女性が現れた、そのことが原田泰治を変え、彼の才能をはばたかせたのだと思う。

人によって値打ちの基準が変わるということを知っていた方がいい。もちろん時間とともに値打ちが変わってくることもある。人間の値打ちは流動的だ。ある出会いやある出来事で人間の値打ちは変わるのだろう。だからおもしろいとも言える。

人間の価値とお金の関係について考えているとき、祖母井《うばがい》秀隆さんと対談する機会があった。名将イビチャ・オシムを日本に招いた伝説のGM（ジェネラル・マネージャー）であり、現在のジェフユナイテッド市原・千葉の黄金時代をつくった人だ。

オシムにはビッグクラブからのオファーが来ていた。そのなかにはレアル・マドリードなど世界に名だたるクラブの名前もあったという。一概には言えないが、たとえば二〇一三年のレアル・マドリードの監督の年俸を見ると一〇億六〇〇〇万円、一方、Ｊリーグではどんなにお金があるチームでも監督の年俸は一億円が最高で、なかには一五〇〇万円くらいというところもある。普通なら勝ち目はないとあきらめてしまうところだが、祖母井は、オシムはお金では動かないと思っていた。

オシムをジェフの監督に迎えようと、祖母井は当時オーストリアに住んでいた彼の家に毎日国際電話をかけて交渉した。最後は、なかなか返事をくれないオシムに会いにオーストリアまで直談判《じか》に行った。そのとき、祖母井は選手寮の料理長を連れていき、オシムがどんなものを好んで食べているか、書き取らせた。お金では動かないオシムは、祖母井の熱意に動かされ、日本にやってきた。ジェフはみるみるうちに強くなった。その後、祖母井が予想したとおり、オシムは日本代表監督に請われることになる。

ジェフのあと、フランスのグルノーブル、京都サンガＦＣのＧＭとしてサッカー界で生きてきた祖母井は最近、福祉の世界に入った。縁の深い千葉県市原市にある福祉法人でお年寄りを相手にしたり、子どもたちにスポーツを広める活動を始めたという。なぜこれほど極端な方向転換をしたのかと聞いたら、こんな答えが返ってきた。

「サッカーという勝敗がすべての世界で長年生きていましたが、今の社会は勝ち負け優先の風潮が強過ぎて、心の調子を崩す人が多いと感じています。自分自身も少しおかしくなっていたように感じていたので、これまでとは違ったかたちでスポーツとかかわったり、福祉の世界でいろいろな方と出会ったりすることで自分の人生を変化させたいなと思っているんです」

祖母井の話から、人間の値打ちはお金と密接に関係しているけれど、お金や勝ち負けだけではないことがよくわかる。このあたりの微妙なところをこの本で解明していきたい。

人間の「値段」はどうつけられる？

現実問題として、人間には「値段」がつけられる。たとえば、いじめや過労自殺、医療ミスなどをめぐる裁判では、一億円以上の損害賠償を命じる判決が出ていたりする。

そうすると、人間の「値段」はだいたい一億円くらいということになるのだろうか。でも、どういう計算で「一億円」に決まるのか、どうもよくわからない。医療訴訟保険では、高額訴訟に備えて三億円を補償する商品も出ているそうだから、計算方法次第では、もっと高くなることもあるのだろう。

交通事故などでの死亡事故の慰謝料は、「一家の支柱」では二八〇〇万円、「母親・配偶者」で二四〇〇万円、「独身男女、子ども、幼児」は二〇〇〇万～二二〇〇万円など、被害者の家庭内での役割に応じて計算方法が変わってくる。これらに、精神的苦痛などの事情や加害者の悪質性（飲酒運転や信号無視など）が加味される。働き手のお父さんがいなくなってしまった分を考慮するという理屈はわかるが、大切な妻や母親、子どもの「値段」と差があることには、なんだか違和感もある。また、障がいがある人は死亡損害賠償が平均賃金の八割となる例もあるらしいが、本当にそれでいいのだろうか。

「値段」の決め方は、国をまたがって移動する国際線の飛行機事故になるともっとややこしくなる。国際航空旅客に対する事故補償は、各航空会社によって限度額が違っていたりする。日本のように限度額を撤廃している国もあるかと思えば、国によってはかなり昔に発効した国際条約を適用して、補償額の上限が一万～二万ドルということもある。

そもそも通貨レートの差があるから、発展途上国の格安航空会社に先進国の国民が乗っていて事故が起こった場合、先進国の補償額の基準と航空会社が払える金額に大きなギャップが出てきてしまう。一九七八年のビルマ国営航空の墜落事故では、航空事業者が自己責任を免責される無責任約款のもとで運航されていたため、補償金がゼロというケースもあった。利用する航空会社次第で、命の値段も決まってしまうのだ。

生命保険の死亡保険金は、被保険者が亡くなったとき、残された家族（保険金受取人）の生活に必要な金額ということになる。高い保険料を払えば、それだけ死亡保険金も高くできる。世のなかには、あえて高い金額を設定した、死亡保険金を目当ての殺人が起こったりする。「あなたの死亡保険金は一億円、あなたという人間にはそれだけの価値がある」なんて言われても、それで殺されてしまったら、どんなに高い値段をつけられようと、まったく嬉《うれ》しくない。

長生きする高齢者は価値がない？

この国の政治家のなかには、コストでしか人間の価値を測れない人がいるようだ。

「九〇歳になって老後が心配とか、わけのわかんないこと言っている人がこないだテレビに出てた。オイ、いつまで生きてるつもりだよと思いながら見てました」

麻生《あそう》太郎副総理兼財務相の発言だ。高齢者に、お金を貯め込まず「もっと消費に回してほしい」と言いたかったのだろうが、九〇歳のお年寄りに「老後」を心配させているのは、政治の責任のはずだ。

麻生は、「死にたいと思っても生きられる。政府の金で（高額医療を）やってもらっていると思うと寝覚めが悪い。さっさと死ねるようにしてもらうなど、いろいろと考えないと解決しない」と持論を展開したこともある（二〇一三年一月に開かれた政府の社会保障制度改革国民会議での発言）。高齢者を政府財政のお荷物だと思っているから、こんなひどいことを言えるのだろう。長生きはおめでたいことのはずなのに、これでは「お金がかかるから長生きするな」と言われているようなものではないか。

日本の財政が厳しいのはわかっているが、そのことばかりが価値の基準になってしまうのは、政治家としてどうなのか、と思わざるを得ない。

石原慎太郎元都知事の息子の石原伸晃《のぶてる》氏も、コストを真っ先に考えてしまう人のようだ。

胃ろうをしている高齢者に「エイリアンが人間を食べているみたい」「この人たちの介護にお金がかかって、大変だ」などと言ってしまう。

でも、何につけても「お金」を基準にして考えてしまうのは、こういう政治家に限ったことではないのかもしれない。

根源的な「価値」が軽んじられている

人間の価値をめぐる、衝撃的な事件があった。

二〇一六年七月、相模原市の神奈川県立知的障がい者施設「津久井やまゆり園」に元施設職員の男が刃物を持って押し入り、一九人が殺害された。男は「障がい者は税金のムダ」「障がい者の安楽死を国が認めてくれないので、自分がやるしかないと思った」などと語っているという。

被害者の多くは実名を公表されなかったが、その理由について遺族のひとりは「この国には優生思想的な風潮が根強くあり、すべての命は存在するだけで価値があるということがあたりまえではないので、とても公表することはできません」とコメントしている。悲痛な言葉に、胸が痛い。

とんでもないと言えば、石原元東京都知事は雑誌の対談で「この間の、障害者を十九人殺した相模原の事件。あれは僕、ある意味で分かるんですよ」という発言をしている。この人は都知事時代にも、重い障がいがある人たちの治療にあたる病院を視察したあとの記者会見で「ああいう人ってのは人格あるのかね」「ああいう問題って安楽死なんかにつながるんじゃないかという気がする」と暴言をはいている。

石原のような社会的立場のある人が障がい者の安楽死を軽々しく口にし、「税金のムダ」として殺された被害者の遺族に「すべての命は存在するだけで価値があるということがあたりまえではない」と言わせてしまう今の日本。生きているということがどんなにかけがえのないことか、根源的な命の「価値」が軽んじられている。いったいなぜ、そんなふうになってしまったのだろう。

事件を受けて緊急座談会を開いたNHK・Eテレの福祉番組「バリバラ」には、「障がい者は税金のムダ」「だから安楽死させろ」という犯人の考えに「共感できる」という意見が少なからず寄せられたという。そのなかには障がい者からの手紙もあったそうだ。

番組の出演者のひとりで、自身も脳性マヒによる障がいがある玉木幸則さんは「突き詰めて考えると、誰もが不安を抱えているんやと思います。年金給付は減り、非正規雇用は増え、障害のない人も、気持ちのどこかで『自分も切り捨てられるかもしれない』という感覚を持っている。だから容疑者の言葉に共感するんやないかな」と語っている。

「自分だけが大事」という内向き競争

そんな不安を抱いてしまうのは、行き過ぎた資本主義の世のなかで、みな、自分の損得ばかりに一生懸命になっているせいかもしれない。誰もが「自分」だけが勝ち抜くことに一生懸命になっているのだ。

資本主義は競争社会で、自分が大事、ということが基本だが、最近はそれが度を越しているように思う。イギリスのEU離脱やアメリカのトランプ大統領誕生、ヨーロッパでの極右政党の台頭、移民排斥運動など、世界がどんどん内向きになり始めている。日本も例外ではない。経済的に厳しい状況が続いてみなが保守化し、自分たちさえ良ければいいと考える人が多くなった。まるで内向き競争のようだと思う。

でも、競争社会のなかで勝ち続けられる人ばかりではない。

政府はしきりに「一億総活躍社会の実現を」と叫んでいるが、バリバリ働いて、がんがん稼いで、華々しく「活躍」しよう、というように聞こえてしまう。そんな「勝ち組」でなければ、存在する「価値」などないと、「活躍」できない人は自分を否定してしまうのではないかと心配になる。

日本人の幸福度ランキング

幸福に生きているかどうかも、人間の値打ちのひとつである。幸福に生きるためには何が必要なのか、幸福度や満足度などのことも考えながら、人間の値打ちについて考えてみる。

資本主義社会に生きている以上、お金は大切だ。だが、経済的豊かさがあれば人生の価値も高いかというと、そうではない。

年収と幸福度の関係については、国内外でさまざまな研究が行われているが、結論としては、ある一定の収入を超えると、収入の高さは幸福度と比例しなくなる、ということになるようだ。内閣府の調査（二〇一四年）によると、その境目は一〇〇〇万～一二〇〇万円あたりである。日本で年収一〇〇〇万円以上ある人は約五％。でも、残り九五％の人は幸せになれない、なんてことはない。

この調査では、「幸福感を判断する際に重視した事項」のトップスリーは「家計の状況（所得・消費）」「健康状況」「家族関係」となったが、日本人の幸福度は一九七〇年代以降、低下傾向にある。

また、世界的に見て日本人の幸福度は残念ながらあまり高いとは言えない。

三月二〇日の「国連世界幸福の日」に合わせて、毎年「世界幸福度ランキング」が発表される。この調査は、国連の委託を受けて米国コロンビア大学のSustainable Development Solutions Network（ＳＤＳＮ）が行っているもので、「ひとり当たりＧＤＰ」「社会的支援」「健康寿命」「人生選択の自由度」「寛容性」「社会の腐敗度」という指標を用い、二〇一七年調査では世界一五五の国や地域が対象となった。

日本の幸福度は二〇一三年発表の調査で四三位にランキングされて以降、二〇一五年は四六位、二〇一六年には前年から七つも下がった五三位となった。二〇一七年のランキングではわずかに上昇し、五一位である。これは、日本の政治が国民の幸福を意識してこなかったからではないか。国民はよく働いているのに、このお寒い結果。腹が立つ。国づくりの失敗としか言いようがない。

日本はGDP世界第三位の経済大国であり、世界トップの長寿国なのだから、もっと上の方の順位でもいいはずだと思う。それが五〇位以下にまで落ちてしまうというのは、ほかの指標が低いということになる。

「社会的支援」は上位三ヶ国と遜色《そんしょく》ないが、「人生選択の自由度」「社会の腐敗度」はトップと比べて落ちる。有意に低いスコアなのは「寛容性」だ。

ちなみに、二〇一七年調査の総合ランキング一位はノルウェー、トップテンは北欧やスイス、アイスランド、カナダ、オランダ、ニュージーランド、オーストラリアが占めた。これらの国々は多少の上下はあっても全体がバランス良く高いスコアを出している。逆に下位の国々はサブ・サハラ（サハラ砂漠より南のアフリカ）の貧困国や、シリアやアフガニスタンなど戦乱に苦しむ国々だ。

二〇一六年調査では国内・地域内の「格差」についての調査・分析が新たに加わったが、ほとんどの国や地域で幸福度の格差が大幅に拡大しており、幸福度の格差が小さい社会で暮らす人々はより幸福であるということが明らかになった。

ここが大事なところだ。資本主義だから当然格差があっていい。でも、ほどほどの格差にしておくことが実はとても大切ではないかと思う。

日本はかつて「一億総中流」と言われていた。お金を持っている人もお金がない人も、みんな「自分は中流の上だ」とか「中流の中だ」とか「中流の下」だとか答えていた。みんながそれなりに中流にいると思えていたときの方が僕たちの国の幸福感は高かったように思う。

いくらあれば幸せになれるのか

いくら持っていれば幸せになれるのかは、難しい質問だ。人によって違う。ただ、日本では年収が一〇〇〇万円くらいまでは収入と幸福度は正の相関をするようだ。アメリカのプリンストン大学で行われた研究などによれば、年収七万五〇〇〇ドル（発表当時で約六〇〇万円）くらいまでが正の相関で、それ以上は収入の額が伸び続けてもそれだけ幸福度が上がることはない、とも言われる。年収六〇〇万円の人より一八〇〇万円の人の方が幸福度が三倍になるわけではない。

いくら稼ぎたいかは人によって違う。もちろん稼げる人間になって、年収一〇〇〇万円を目標にするのもいい。でもどんなに高い年収を得てもそれで何か大切なものを失っていれば元も子もない。収入の額以上に、今の生活に満足できているかどうかということが幸福度を決めるのだと思う。

幸福度と人間の値打ち

エイジ君は以前、大都会で三人の子どもを育てていたが、「こんな生活はもういやだ」

と三〇歳でサラリーマンを辞め、家族で八ヶ岳山麓の別荘地に引っ越してきた。ネットで顧客を募集する便利屋の仕事を始めたものの、一時年収は一〇〇万円くらいになってしまった。でも、エイジは全然めげていなかった。

「値打ち」と言うと稼ぐ力のことと思われている。それはそれで大切だが、もうひとつ大事な「生活力」がある。どんな状況でもきちんと丁寧に生きていける力。これはバーチャルな力ではなく、リアルな力なのだ。ひとりではゆで卵もむけない僕と違って「生活力」がずば抜けているエイジは、頼まれればどんなことでもやる。家の内装を請け負ったり、木の枝切りや草刈りをしたり、蜂の巣をとったり、まさになんでも屋さん。茅野《ちの》行きの最終電車が出てしまった夜遅く羽田空港に着いた僕を、車で迎えにきてくれたりもする。

八ヶ岳に越してきたエイジは、その旺盛な生活力を発揮して、ひとりで家を建て始めた。基礎づくりから屋根葺《ふ》きまで、全部エイジの手づくりだ。まるでテレビの「北の国から」のような生活である。家を壊すと聞くとなんでももらいにいき、廃材で楽しそうに家づくりに励んでいる。美しい奥さんと子どもが三人。少子化にブレーキをかける役割も立派に果たしている。

そんな彼の家は実にファンキー、イカシていて型破りな、ソウルフルフィーリングのジャズのようだ。大工さんにはけっしてつくれないデコボコの家、そこが逆に稀少《きしょう》価値になっている。高級素材は使わないという美意識にあふれ、金満的な空気がまったくない。そのせいか、妙に居心地がいい。彼の魂がそこかしこで感じられるこの家を、もしお金を出して建てるなら、二〇〇〇万円くらいはかかるんじゃないか。下品な僕の推測だ。

お金をかけたから値打ちが高い家になるわけではない。お金をかけないで魅力的に見せるところに価値が生まれてくるのだ。きらびやかなデカダンのイメージが強いフランス文学者澁澤龍彦《しぶさわたつひこ》も、小学生の頃から使っていた三角定規など、愛着のあるものは手垢《てあか》で真っ黒になるまで使っていたという。彼が「ドラコニア」と名付けた住居は、大切に使い続けられたお気に入りのモノたちであふれ、彼が拾ってきた貝殻や石は「ドラコニア」に置かれた途端に「意味を持つモノ」になったそうだ。それがつまり美意識ということではないだろうか。

エイジが家をつくり始めてから四、五年が経《た》った。まだお風呂がない。「バスタブの出物がない」と笑っている。もう一年近く家族で近くの日帰り温泉に行っているのだという。

これはこれでお風呂のない幸せだ。

エイジは「年収三〇〇万円の目標に近づきつつある」と言いながら、生き生きと働いている。エイジを見ていると、誰よりも幸せに生きようとする情熱が幸福度と年収の壁を突破してしまうのではないか、と思えてくる。そんな突破力もきっと、人間の値打ちになるはずだ。

人生の最大目標は生きることを楽しみ、幸せになることのはず。彼の幸福度が高いのは、人生を楽しむ力があるからだ。ファンキーで自由なエイジはかっこいい。人間の値打ちにあふれていると思っている。

人間の値打ちが低い人をリーダーにしてはいけない

大企業の不祥事がニュースになる度、「この会社のリーダーは人間の値打ちが低かったのではないか」と考えてしまう。

たとえば、日本を代表する大企業の東芝だ。二〇一五年に粉飾決算をしていたことがあかるみに出、そこからあっと言う間に転落の道を辿《たど》ることになった。

資本主義の大原則は、投資してくれる人が存在し、彼らから必要な資金を集め、それによって事業の展開をしていくということにある。資本主義を健全に保つためには、決算に粉飾を加えてはいけないのだ。

かつて稼ぎ頭だった洗濯機もテレビも掃除機も冷蔵庫も、今では中国や韓国や台湾のメーカーがつくれるようになっている。競争が激しくなり、壁にぶつかったとき、東芝は原発と半導体メモリ事業というふたつの柱で生きていくことにした。新しい原発ビジネスで利益を出そうということで、アメリカの原子炉メーカー、ウェスチングハウスを高値で買収したが、これがとんでもないババになってしまった。東日本大震災の原発事故により、世界各地で原発事業の見直しが進んだことは計算外だったかもしれない。しかし、事故のあと、もっと早く軌道修正していれば、東芝は土俵際まで追い込まれずにすんだと思う。だが、東芝の経営陣は「原発事業は順調」とスタンスを変えなかった。結果的に、ウェスチングハウスは七〇〇〇億円を超える損失を発生させることになる。

頼みの綱の原発事業が巨額の赤字を生み出し、破綻寸前の東芝は、最後の虎の子である半導体メモリ事業も手放さなければならないほど追い込まれてしまった。

なぜあれほどの大企業がここまで没落してしまったのか。ただ東芝叩《たた》きをしていても、その原因は見えてこないだろう。結局、ここ数年の東芝のリーダーたちに美意識も哲学もなかったため、儲《もう》かればいいという空気が会社を支配してしまったのではないだろうか。

資本主義というと「儲かればいい」というとらえ方をされがちだが、企業のトップがそれしか頭にないというのでは、値打ちのあるリーダーとは言えない。厳しい時代だからこそ、人間は単なるモノではなく、それ以上の何かを求めている。そのときに問われるのは、トップの哲学だ。

一九八〇年代初頭に第二次臨時行政調査会を率い、〝メザシの土光《どこう》さん〟とその質素な生活ぶりが有名だった土光敏夫は、東芝のトップだったことがある。社長に就任したのは、経営難に陥っていた東芝の再建をするためだったが、はびこっていた悪習を一掃し、みるみるうちに業績を回復させた。その後も、経団連会長として日本経済全体を引っ張る強力なリーダーシップを発揮した。

とにかく謹厳実直、そして果敢な行動力の人だった。お偉方からは煙たがられたが、

「守衛も社長も同じ人間」と偉ぶらず挨拶する土光は、現場の人々から尊敬され、愛された。経団連会長になっても公共のバス、電車を利用し、経団連会館のエレベーターも使用せず、地方に視察に行っても、接待を一切断ったという。収入のほとんどを母から引き継いだ学校の経営にあてていたという無私の精神の持ち主だった。

そんな立派なリーダーがいた東芝は、いつから転落への道を歩み始めたのだろう。これから東芝が再生していくためには、トップに就く人間の値打ちが大切になってくると思う。

企業の値打ちはトップの値打ち

トップに人間の値打ちがあるかどうかがいかに大事か、大王製紙という会社を見ればよくわかる。

大王製紙は、前会長による巨額の借入金問題で倒産の危機に瀕していた。前代未聞の不祥事で失った信用を再び築き上げ、業績を立て直して躍進させたのは、現社長の佐光《さこう》正義さんの力が大きい。

不祥事が明るみに出たとき、佐光は社長に就任してから三ヶ月も経っておらず、「このまま会社が潰れてしまうのではないか」という不安と戦いながらの船出となった。発覚直後、中間決算のやり直しを迫られ、経理のメンバーが何十日もほとんど徹夜状態で作業をした。「これ以上がんばれません」とメンバーたちが次々と倒れていくなかで、「ここで君たちがへこたれたら会社はダメになる。君たちは今、全社員とその家族の幸せを背負ってこの決算をやっているんだから、倒れるわけにはいかないんだ」と、必死で彼らを鼓舞し続けたという。

会社が潰れるかどうかという瀬戸際に、「儲かればいい」というだけのリーダーがいくら発破をかけても、社員はついてこない。辛《つら》いときにみなを束ねて、エネルギーを燃え立たせることができたのは、佐光にリーダーとしての値打ちがあったからだ。佐光が社長になった当時、大王製紙の株価は四〇〇円台だったが、二〇一七年の始まりには一四〇〇円台にまで上がったのだから、すごい。

「致知」という月刊誌で「その時どう動く」という特集をすることになり、誰か経済人と対談してくれないかと依頼を受けた。すぐに佐光の名前を挙げ、出版社側も大賛成、対談を通じて佐光から直接いろいろな話を聞くことができた。

僕が佐光と知りあったのは、「アテント」という介護用おむつを介してだった。元々、「アテント」はP&Gが持っていたブランドで、P&Gは僕が代表をしている「がんばらない介護生活を考える会」のサポーターになってくれていた。大王製紙が「アテント」のブランドを買い取るとき、そのサポーターを引き受けることも条件のひとつだった。

大王製紙は、びっくりするような高額でP&Gから「アテント」を買い取った。佐光は当時、家庭紙事業部長として「アテント」事業取得の責任者だった。もし買えなかったら会社にはいられなくなる、という覚悟をもって勝負に出、競争相手に競り勝った。

その頃、大王製紙の介護用おむつなど家庭紙事業はブランド力が弱く、会社のお荷物だったという。買い取るのにかかった分の値打ちのある成績を出さない限り批判の矢面に立つ。そんな覚悟も肝に銘じて、佐光は交渉に臨んだ。

佐光は決断の人だ。どんな事柄であろうとも決断すべきときには決断をする、逡巡《しゅんじゅん》はしない。決断する力。その決断を納得させる力。自分が下した決断をやり抜く力。そして、それが正しい行動かどうか己自身を見つめ直す力。こういうパワーが人間の値打ちに関係しているのだと、僕は気がついた。

利益をあげる商品の「値打ち」とは

企業のトップには、自分たちが提供する商品やサービスの内側にどんな哲学があるのか、よく考えてほしい。ただ売るだけではなく、売り物の後ろ側にある、人間が生きるうえで大切なものを発信していくことが大事だ。

「アテント」を買い取ったあと、佐光は自ら、「がんばらない介護生活を考える会」に参加して、介護用品の勉強をしてくれた。僕たちも毎年開発会議に出席させてもらい、ズボンの上からも目立ちにくく、なおかつ吸収率が高い、薄型の「スポーツパンツ」を開発してきた。温泉やゴルフ場で下着姿になったときでも恥ずかしくなく、布のパンツのような感覚ではける、と好評だ。

介護について学びながら、佐光は、介護用おむつや紙パンツに大王製紙という会社の理念や哲学、魂をこめようと考えるようになった。「介護」におむつの問題はついて回る。

これから日本だけでなく世界中で高齢化が進み、介護を必要とする人が増えていくなかで、紙おむつなどの商品を通して「世界中の人々へやさしい未来をつむぐ」、それを大王製紙の新しい理念にした。

佐光は「会社の理念や哲学、魂が入っている商品で利益をあげるのと単なる商品で利益をあげるのとでは意味合いが全然違う」と語るが、「アテント」のブランドは会社全体の利益の半分を出すほどの看板事業に成長した。アジアの拠点づくりも着々と進めている。将来は中近東、アフリカ大陸まで進出し、それを現地の人たちの喜びや幸せにつなげるという未来図に向かって、挑戦が続く。

佐光は「夢なき者に理想なし　理想なき者に計画なし　計画なき者に実行なし　実行なき者に成功なし　故に夢なき者に成功なし」という吉田松陰の言葉を社員に説いているそうだが、そんな佐光自身が夢を持ち続けてきた人である。

大王製紙に入社以来、一六回も転勤させられ、仲間から何度も「もうお前は終わりだな」と言われたそうだ。つまり、出世の見込みがない、と判断されたのである。それでも、佐光は「これも何かの経験だ」とポジティブにとらえ、結果的にさまざまな職場で経験したことがすべて自分の宝になったという。新入社員時代の上司に叩き込まれた「絶対に人を騙《だま》してはいけない、相手のことを思って最後まで誠意を持つこと」というモットーを、どこへ行っても、ずっと守り続けた。そんな誠実さが「出世ルートから外れた」と思われていた佐光を社長にしたのだと思う。大王製紙は経営者として有能なだけでなく、人間的な魅力にあふれたリーダーに率いられている。

大きな不祥事の対応に忙殺された経験から、佐光は常に、自分たちがやっていることは社会正義に反していないか、地域社会の利益に反していないか、そして社員やその家族の利益になっているか、ということを考え続けているという。高い年収だけがトップとなる人間の値打ちではない。もっと大事なことがいくつもあることが、佐光社長との対談でよくわかった。

心のなかに鬼神を飼う

傾きかけた企業を立て直すリーダーには、共通点があるように思う。自分のなかのどこかに鬼、羅刹《らせつ》を飼っている。生きていくというのは、やわではやっていけない。ましてや、社員も含めた大勢の人たちの人生を背負わなければならない会社のリーダーは、すさまじいほどの厳しい鬼神にならないといけないときがある。自分の心のなかに鬼神を飼っている人は人間としてどこか本物のような気がしてならない。

ツムラ前社長の芳井順一さんも、そんな鬼神を心に飼っていた。彼はものすごく明るい人で、エレキギターを弾いたりする。社長になってからも車を使わず、徒歩二〇分の距離を自転車通勤していた。メザシの土光さんに似て、ムダな贅沢《ぜいたく》が嫌いなのだ。でも、一緒に夕張に旅をしてわかった。彼のなかには羅刹がいる。

放漫な家族経営でツムラが危なくなりかかっていたとき、芳井は乞われて幹部としてツムラに入社した。最初にやったのは、経営陣から創業者一族の影響力を段階的に一掃すること。これは佐光が大王製紙の立て直しを行ったときと同じだ。後に社長になったとき、芳井は社員に「これからは君たちのなかの誰かが社長になるんだ」とよく声をかけていたという。

おもしろいことに、芳井は漢方が好きではなかった。だから、漢方は善、西洋の薬は悪といった、会社のなかの独特の空気を変えようと思った。そこで、一〇〇〇人近いMRという営業担当者ひとりひとりに、漢方医だけではなく、漢方に興味がある一般のドクターたち一〇人に会うことを命じた。すると一万人のターゲットができる。そこに集中して情報提供し、できるだけ科学的な論文を書いてもらうための協力をした。やがてそれが、多くの大学病院での漢方外来設置につながり、医学教育や科学的研究に漢方が活用されるようになった。

一緒に夕張に行ったのには理由がある。芳井は財政破綻し、困っている夕張市にツムラの加工場や農場をつくって雇用を広げようと考えていたのだ。北海道のいくつもの障がい者の組織と連携し、漢方の生薬の栽培をしてもらおうというアイディアもあった。芳井は、ツムラという会社の空気をかき回し、長年の間に社内にたまっていたよどんだ空気を変えていった。その結果、ツムラはしっかり儲けてしっかり社会貢献する会社になり、社員はそのことを誇りに感じている。

鬼神の頭脳は会社の運営だけでなく自分自身にも向いた。社長の定年を早めた。芳井は、あっと言う間に会社を再建したあと、自分の決めたルールどおり、社長を退いた。見事だった。僕も五六歳で退職したが、社長も院長も、そして首相も、組織のトップはかなりの権限を持っている。権力を持っている人が長くそのポジションにいると空気がよどむ。しかしその権力をあっさり手放すというのは、難しいことだ。

二〇一七年春、芳井順一が亡くなったという連絡が入った。僕と一歳違いのお兄さんだった。

お別れ会に行った。大きなホテルの一番大きな広間が会場になっていた。芳井の思い出のコーナーがあり、その中心を飾っていたのは夕張に一緒に旅をしたときの写真だった。僕にとっても思い出深い楽しい旅だったが、芳井にとっても忘れられない旅だったのだろう。僕は「芳井順一さん、あなたのことを敬愛していました。残念です」と心のなかで語りかけた。

僕たちが生きている世界の仕組み

二一世紀に入る頃、『世界がもし100人の村だったら』という本がベストセラーになった。

　インターネットで世界に広がった言葉をこの本にまとめ、世に出したのは池田香代子さん。僕の都立西高校の同級生だ。僕たちはマドンナと呼び憧れていたが、周囲のそんな目を避けるように、いつも物静かに本を読んでいた。廊下のはじっこを歩く控えめな姿を覚えている。

　それから随分経ったある日、そんな彼女が、歯に衣着せず、凛《りん》とした言葉でマスコミに語っているのを聞いた。その頃、池田は『ソフィーの世界』の翻訳家としても有名になっていた。僕が四〇年ぶりかで彼女に会ったとき、『世界が～』は一五〇万部、『ソフィー～』は大ベストセラーになっていた。そのあと上下本になり、あわせると三〇〇万部を超えた。ふたりで一八通の往復書簡を交わし、『黙っていられない』という本を出した。

　それから一五年、世界はどのように変わっただろうか。二〇一七年一月に出版された『世界がもし100人の村だったら　お金篇　たった1人の大金持ちと50人の貧しい村人たち』は、僕たちが今生きている世界の仕組みをわかりやすく伝えてくれる。

　地球の人口は六一億人から七三億人にまで増えた。「お腹がすいて死にそうな人」はこの一五年で九億人減り、八億人になった。「きれいな水を飲めない人」も五億人減って、六億人になった。問題解決までの道のりは遠いが、世界規模で見ると貧困の解消は進んでいると言える。

一方で、グローバルなIT社会は、実体経済とは関係なく利益をふくらませていく巨大なマネー資本主義を生み出した。世界の富の四九％は、「１００人の村」のひとりの「いちばんの大金持ち」のもとに、三九％は九人の「お金持ち」のもとに、一一％が四〇人の「わりと豊かな人」のもとに貯まったが、残り五〇人の「貧しい人」のもとにあるのは富のわずか一％である。さらに、ひとりの「いちばんの大金持ち」の富は、あとの九九人の富とだいたい同じというから、とてつもない格差社会が広がっていることになる。

国際NGOのオックスファムは、世界のもっとも裕福な八人の資産は世界の下位三六億人の資産とほぼ同じであるという驚くべきデータを発表している。資本主義が暴走し、拡大する富の格差は、もはや常軌を逸しているとしか思えない。格差、過労死、ブラック企業……今のいびつな資本主義経済に疑問を持つことが人間の値打ちに密接に関係する。

格差社会と人間の値打ち

豊かなはずの日本でも、「格差」の存在が普通になりつつある。

「ジニ係数」と呼ばれる格差を示す指標は、〇～一の間で一に近いほど格差が大きいことを示すが、税金の支払いや公的年金などの社会保障給付を含まない「当初所得」の世帯ごとのジニ係数は、一九八三年以降上昇が続き、最新の調査（二〇一四年）では〇・五七〇四と過去最大になった。所得再分配後のジニ係数は世帯単位で〇・三八弱と前回（二〇一一年）とほとんど変わらないが、平均所得額は約四万円減少した。このことは、中間的な所得層から低所得層にシフトする人が増えていることを意味している。中間層の崩壊が進んでいるのだ。

総務省が発表した二〇一六年の家計調査によると、一世帯（ふたり以上の世帯）の貯蓄は前年比〇・八％増の平均一八二〇万円。しかし、全体の三分の二は平均値を下回っており、一割強は一〇〇万円未満である。

特に子育て世帯をめぐる状況は厳しさを増している。七人にひとりの子どもが貧困とされるが、子育て世帯のうち、生活保護基準以下で生活している人が二〇一二年で一三・八％いる。特にひとり親家庭の貧困は深刻であり、相対的貧困率は五〇・八％にものぼる（厚生労働省「国民生活基礎調査」二〇一六年）。

今の日本では、消費を広げる中流層が薄くなってしまい、社会にお金が回らなくなった。非正規雇用化を進めて、一時的に企業は利潤があがるようになったかもしれないが、長い目で見れば、経済全体が沈んでしまい、ジリ貧になっているということだと思う。

分厚い中流層は崩壊し、貧困層へと転落しかねない不安のなかで、民意も大きく右に振れたり、左に振れたりしている。

人間の命の値段が軽い

僕たちが生きている資本主義社会は競争社会だから、どうしても格差が生まれる仕組みになっている。しかし、命に関係することは例外であるべきだ。教育、医療、介護については、格差を影響させてはいけない。

本来は福祉目的であるはずの消費税は、二度にわたって増税が先送りされた。今後、社会保障が手薄になるのではないかと懸念される。介護保険にかかる費用は今、一〇兆円を突破した。国は要介護一、二の生活援助部分や福祉用具利用を原則自己負担にするなどと言い出しているが、国民の反対にあっている。ほかにも、自己負担二割の人の対象を拡大しようとしたり、自己負担が高額になった場合に一部が償還される高額介護サービス費制度の上限額を引き上げようとする案も出ている。そんなふうに国が「財源がない」と言い訳している間に、お金のあるなしが命や介護の格差につながるような状況も出てきている。

今、日本全国に老後破産に近い状態の人が二〇〇万人以上いると言われている。特に、衣食住すべてにお金がかかる大都市での生活は厳しいはずだ。

二次医療圏（入院ベッドや手術や救急などの一般的な医療を地域で完結することを目指す、医療の地域圏）ごとの健康データを見ると、東京都や大阪府などで一部特定の地域のがん死亡率が高い。これは貧困と密接に関係している可能性がある。

生きるのに金がかかり過ぎる

　国民皆保険は日本が世界に誇る素晴らしい制度だ。それでも医療、特に先進医療にはお金がかかる。肺がんの治療薬オプジーボなどは一年間使用すると一七〇〇万円ぐらいになる。ここまで高額になってしまうと、医療財政が逼迫《ひっぱく》するなか、自分はそれだけの高い薬を使う価値がある人間なのか、と考えてしまう人も出てくる。

　ある日、友人のヒロさんから電話が入った。「自分のような人間がオプジーボのように高い薬を使っていいのだろうか」と言う。彼はアルコール依存症で人生を一度破滅させている。会社を潰し、借金も山のようにつくった。返済のため家を売り払い、家庭は崩壊した。

　彼と出会ったのは二〇年近く前のことだ。その頃、僕は元日の当直を引き受けていた。院長はみなが一番嫌がるときに当直をする、と自分で決めていたのだ。誰でも正月は休みたい。患者さんも家に帰りたい。だが、病気のために帰れない人もいる。その人たちひとりひとり全員に、「今年こそ元気になろう」と声をかけていった。

そんなふうに忙しく病棟を回っているとき、緊急患者として運ばれてきたのがヒロだった。アルコールの飲み過ぎで不穏状態になっていた彼に、僕は本気で怒った。それから彼と僕の、人間と人間の関係が始まった。

怒った以上は面倒をみよう、と思った。ヒロも本気で怒ってくれる存在が嬉しかったのだろう。ぴたりと酒をやめ、それからずっと飲んでいない。酒ですべてを失った彼は立ち直り、塾の先生をして自立した生活を送るようになった。一度人生に失敗しても、十分に立ち直ったのだ。そんな彼を僕はリスペクトしている。

数年前、ヒロに肺がんが見つかった。進行したがんで手術はできないという診断を受け、放射線治療と抗がん剤治療が始まった。小康状態を保っていたが、二〇一六年末からがんが再び大きくなり出した。

病院の展望食堂で待ちあわせた。自分が命の瀬戸際かもしれないのに、彼は助かるためにオプジーボを使うことをためらっている。偉いなあ、と思った。

「そう思うだけで素晴らしいよ。高い抗がん剤のオプジーボを使うかどうかは主治医が判断することだ」

僕はそう言って、ヒロを励ました。オプジーボを使った治療を受け始めた彼のがんは、レントゲンではまだ縮小が見られていない。でも、いたって元気だ。ためらう気持ちを乗り越えてオプジーボを使ってくれて良かった、と思う。

ダウン症の人たちは幸福度九〇%以上

経済的に厳しい時代が続き、格差社会が広がる日本で幸福度が下がり続けているのはみな、不安だからなのだろう。

だが、幸福度がどんどん低くなっていく日本で幸福度九〇%以上を誇る人たちがいる。ダウン症の人たちだ。

ダウン症は、生まれつき染色体に異常があることで起きる。人間の細胞には、遺伝にかかわる染色体が四六本あるが、ダウン症の場合は、それが一本多い。約八〇〇～一〇〇〇人にひとりの割合で生まれているとされ、多くの場合、知的な発達に遅れがあり、ゆっくりと成長する。心疾患を伴うことも少なくない。

二〇一五年、厚生労働省の研究班によるダウン症の人たちを対象にした初のアンケートが行われた。「毎日幸せに思うことが多いか」という質問に対し、「はい」と答えた人が七一・四%、「ほとんどそう」が二〇・四%だった。合わせて九〇%を超える高い数字に驚いたが、二〇一一年に米国で行われた調査では、やはり九九%が「幸せ」と答えていたというから、一般的にダウン症の人たちは圧倒的に幸福度が高いということが言えるだろう。

回答者となった一九歳以上の七割以上が一般企業や作業所などで働いている。しかも仕事に対する満足度も高い。「仕事をしていて、満足な気持ちがあるか?」という質問に対しては、「はい」六六%、「ほとんどそう」二一・七%と、やはり合わせて九〇%近くが肯定的回答になった。素晴らしいと思う。

このことを日本テレビのニュース番組「every.」で話したところ、ヤフーニュースでもトップで取り上げられた。一般の人には驚きだったのだろう。医師として、ダウン症のある人と向きあうことも多いが、本当に彼らはみんな元気で明るく、ひとりいるだけで周囲の空気を良い方向へ変える力を感じる。自分が幸せなだけでなく、まわりも幸せにするのだ。

働きながら、趣味を楽しみ、健常者と変わらない、充実した生活を送っている人も多い。「every.」は横浜市にある障がい者の就労を目的としたカフェで働いている、森田綾さんに取材をした。森田は、カフェでの接客のほか、お客さんへのアロマハンドケアも行っている。お客さんをリラックスさせるためのサービスだが、森田の柔らかい雰囲気がアロマにぴったりなのだ、とカフェの施設長が説明してくれた。マッサージを受けているお客さんは、森田が発する雰囲気に自然とリラックスし、癒やされているように見えた。そうやって週五日働きながら、ダンスや野球観戦など趣味も豊富な森田の話を聞いていて、僕も明るい気持ちになった。

しかし、ダウン症をめぐっては気がかりなこともある。新型出生前診断で妊婦の血液から胎児の染色体を調べられるようになったが、染色体異常とわかると九四%が中絶を選択しているのだ。検査の前後には、子どもに障がいがあった場合の受け止め方などの説明やカウンセリングが行われているが、今回のアンケート結果のようなことがどこまで伝わっているのか、と思う。アンケートを行った京都大学の三宅秀彦特定准教授は「ダウン症のある人が楽しく前向きに生活している実態を知ってほしい」と語ったが、まったく同感だ。

ダウン症だったら人間の値打ちがないと思って中絶しているのだとしたら、それはとんでもないことだ。こんなに幸福度が高いダウン症の人たちの価値は、もっともっと知られなければならない。ダウン症の子どもを育てるのが大変だというなら、そんなひとりひとりの個性を認めあうことができ、育てる苦労をしなくてすむ社会をつくっていけばいいのだ。

ダウン症に限らず、染色体や遺伝子レベルでは完璧な人間なんていない。誰もが、何か欠けていることがわかってきている。僕も調べれば、がんになりやすい遺伝子があるとか、きっと何か見つかるだろう。でも、それこそが、人それぞれの個性なのだ。

ネアカ力が人生をおもしろくする

人間の値打ちを高めるためにも、ダウン症の人たちが持っている「ネアカ力」を学んだ方がいい。ネアカは「自分はここにいていいんだ」という自己肯定感を高め、前に進む力を与えてくれる。

彼らのような生来のネアカは、日本人には少ないのではないかと思う。まじめな日本人の性格は、どうやら遺伝的なことが関係しているようだ。

「しあわせホルモン」と呼ばれることもあるセロトニンは、自分を幸せにするホルモンだ。セロトニンが不足すると、うつ病になりやすくなったり、攻撃的になったりするが、このセロトニンを体内に取り込むセロトニントランスポーターというタンパク質がある。この遺伝子の型が欧米人と日本人とで大きな違いがある。日本人の七割がセロトニンを取り込みにくいＳＳ型という、不安を感じやすく、慎重になりやすいタイプだそうだ。欧米人ではこの型は二割以下しかおらず、逆にＬＬ型というセロトニンを多く取り込むタイプの型の持ち主は三人にひとりの割合でいる。このＬＬ型遺伝子を持っている人は、楽観的過ぎるほど不安を感じにくく、リスクがあるほどチャレンジに燃えるが、日本人ではわずかに三％しかいない。

僕も周囲からはネアカだと思われているが、本当はネクラだ。何かやろうとしても、ついいろいろなことが心配になって、二の足を踏んでしまうことも多い。失敗しないような生き方をしてきてしまった。ネアカ力があったら、もっと桁違いにおもしろい人生を送れたのではないかと思っている。

遺伝的にネクラになりやすい性質を持っていても、意識することで変えていくことはできる。笑ったり感動したりという行為はセロトニンを分泌させる。

ダウン症の人たちのような突き抜けたネアカにはなかなかなれなくても、ネアカ力を育むことで人間の値打ちが上がり、人生はどんどんおもしろくなっていく。

人間クサイ人間

今、時代は大きく変わろうとしている。急速なスピードで進化するAI（人工知能）の存在は、「人間を超えていくのではないか」という一種のおそれを芽生えさせている。少し前まで「人間には勝てない」と言われていた将棋や囲碁でも、あっと言う間にトップ棋士がAIにかなわなくなった。

本当にAIが「人間以上」のものになったとき、僕たち人間の「値打ち」はどこにあるのだろうか。

そう考えると、孫正義のビジネスセンスはすごい。優れたAIの開発に投資する一〇兆円のファンドを立ち上げるという。ユニークなひとつの研究に一〇〇〇億円規模のお金が注がれれば、おもしろいAIができるだろう。

そんな時代にこそ、人間の値打ちが問われてくる。今以上におもしろい人間が出てくるような気がする。早過ぎることはない。今からAIにはできないような生き方を始めればいいのだ。優れたAIがつくられればつくられるほど、やさしく、想定外にあったかく、強く、破壊力のある人間クサイ人間になってやる、と自分に言い聞かせている。

今後一〇〜二〇年で、事務員や秘書といったオフィスワーカーや、小売店販売員や飲食店接客係、スーパーのレジ打ち係、ビルの管理人、タクシーやトラックの運転手などの職業は、AIも含めた機械に取って代わられていくと言われている。実際、人型ロボットの接客が少しずつ導入され始めている。「人間より気をつかわなくてすむのがいい」と言うお客さんもいるようだ。

教育という「人間を育てる」場所にも、インターネットがどんどん進出してきている。アメリカの大学では、ネットを使った遠隔授業ができる大学が人気を集めつつある。キャンパスに通わなくても、世界のどこにいても、パソコンを開けばすぐに一流の授業を受けることができ、費用も従来の大学より安いとあって、学生からは好評のようだ。

ある高校では、ひとりひとりの習熟度に合わせた問題をコンピューターが自動で出題するシステムを導入したところ、生徒の学力が向上したという報告もされている。確かに、コストをかけずに教育格差を解消する手段としては期待できる。日本でも一部の塾でこうしたシステムが試みられているそうだ。

効率はいいが、こうなると、教育ってなんだろう、と思ってしまう。そのうち、教室にいるのはロボット先生だけ、子どもたちはパソコンやタブレットで勉強する、ということになるかもしれない。そのとき、人間の先生は「いらない」と言われてしまうのだろうか。

興味深いことに、今のところＡＩは東大に入れないことがわかったのだという。国立情報学研究所が二〇一一年にスタートした「ロボットは東大に入れるか」プロジェクトは、東大に合格できるＡＩの開発を二〇二一年春を目標に進めてきた。センター試験突破については、模試で英国数理（物理）社（日本史、世界史）の五教科のうちほとんどで平均点を上回り、総合偏差値は五七・一。これは、「ＭＡＲＣＨ（明治大学、青山学院大学、立教大学、中央大学、法政大学）」「関関同立（関西大学、関西学院大学、同志社大学、立命館大学）」などの難関私立大にも合格できる実力判定だ。だが、東大二次試験を受けるには点数が足りず、国語と英語のリスニングは平均以下等、東大ロボの意外な苦手分野も明らかになった。

東大ロボの強みは、驚異的な計算力や暗記力。しかし、難しいのは「意味を理解する」ことだ、とプロジェクトのリーダーである新井紀子教授は言う。問題文の意味を理解できないと解けないタイプの問題については、現在の技術ではブレイクスルー（突破）できない、それがプロジェクト凍結という結論につながった。

地球にとってのベストは「人間がいないこと」

東大ロボが「意味を理解する」ことが困難だというのはおもしろい。だが、意味を理解できないままＡＩの進化が進めば、今後、さまざまな問題も出てくる。

たとえば、コンピューター制御で動く兵器ロボットは「実現は時間の問題」と言われている。兵器ロボットは人的・軍事的コストをカットできる、非常に効率的な兵器だ。しかし、「人を殺す」ときに生じる心の葛藤を理解できないロボットに人を殺すということをさせていいのだろうか。この葛藤が悲劇に少しだけ歯止めをかけてくれるのだ。また、「人違い」の殺人があっても、ロボットでは責任は問えない。おそろしいことだ。

ＡＩは、大量の情報を効率的に処理し、最適化する。技術が進めば進むほど、これからの世のなかは、効率が重視されるようになっていくだろう。だが、「意味を理解できない」ＡＩが導き出す「最適」な答えが、人間が求めるものと同じとは限らない。

極端な話、「地球環境を守るためにはどうすればいいか」という課題を与えられたら、ＡＩは「人間がいなくなること」とためらいなく答えるのではないだろうか。人間こそが、環境に負荷を与える最大の原因なのだから、ＡＩは「そんな人間に価値はない」と判断すると思う。

「人間の値打ち」は失敗から始まっている

いいことも悪いこともする、どうしようもない失敗もしてしまう、それが人間という厄介なイキモノだ。ＡＩよりずっと効率が悪い。

それでも、覚えた「正解」以外の「別解」をいくつも見つけ出せるのは人間の強みである。人間が生きていくなかでは、合理的に解決できないことがいくらでもある。そんなとき、自由な発想でどうハードルを飛び越えるか、そこに人間の値打ちが出てくるのではないだろうか。

一見、成功した人ほど値打ちが上がるように思えるが、失敗を繰り返すプロセスがなければ成功は生まれない。と言うことは、失敗が多いことが値打ちにつながることもあるわけだ。

人間は大昔から失敗をするイキモノだった。約三一八万年前にエチオピアにいたアウストラロピテクスの「ルーシー」に逢いにいってきた。エチオピア国立博物館だ。猿人なのに木から落ちていた可能性があるという。ルーシーの化石をＣＴで調べると、右上腕骨が骨折しており、「落下して地面にぶつかったときに、衝撃を弱めようと腕を出して起こる圧迫骨折」の跡ではないかと推測されている。

そうであれば、人間の値打ちは失敗から始まっている、ということになる。木から落ちる失敗こそ、ホモ・サピエンスを生み出す幕開けだったのだ。

「ルーシー」が木から落ちてしまったのは、直立二足歩行をするようになったアウストラロピテクスが地上で生活することが増え、旧猿人の時代よりも木登りの能力が退化したからではないか。足の親指の位置は、サルからヒトへの進化の途上で徐々に変わっていった。サルの足の指は手と同じように枝をしっかりつかめる機能を持つが、すべての指が同じ方向を向くヒトの足の指では枝をつかむことができない。サルであれば手のように器用な能力があった足を、人類の祖先はあえて退化させ、その代わりに直立二足歩行をすることで両手の機能を高めた。「木から落ちる」という失敗で別の道を見出《みいだ》していったのだ。

ストックで人間の値打ちが変わり始めた

また、すべての指が同じ方向を向くことは悪いことばかりではなかった。地面をグリップして速く走れるようになったのだ。人間は弱いイキモノである。アフリカのサバンナで速く走って逃げる能力を身につけることは、きっと生き抜くために大切だったはずだ。逃げるというのも、人間の値打ちに影響している。ときには逃げながら生き延びるという選択があることも、僕たちは忘れないようにしたい。

原始時代、空いた両手を使って、人類の祖先は道具を使い出し、狩りをし、火を用いるなど肉を効率的に食べる方法を編み出して、脳を発達させていった。手を使って食べ物を運び、貯えた。僕は勝手に、これが資本主義の始まりだと考えている。人類の祖先が始めたストックは格差を生んでいく。

やがて彼らは大いなる好奇心を持ってアフリカを出て、世界中に広がるグレートジャーニーの旅を始める。そして家族をつくり、コミュニティで助けあいながら、進化を続けてきた。

だが今、人間は進化の旅の途上で途方に暮れているように見える。行き過ぎた強欲な資本主義のなかで、自分さえ良ければいい、勝ち組になればいい、というやり方が幅をきかせている。格差社会は、そうした利己的な追求が行き詰まり、壁にぶち当たっていることの表れだ。

人間の価値が見えにくい時代だからこそ、人間クササの復興が大事。ＡＩに「いらない」と言われてしまうような人間のどこに価値があるのか、この本のなかで人間の値打ちを見つめ直しながら、考えていきたいと思う。

第二章
「働くこと」「愛すること」と「生きる価値」

自分の存在価値を見失ったとき、
「働くこと」「愛すること」のふたつが
生きる意味を教えてくれる。

「働くこと」「愛すること」が人間の価値を決める

人間は、思わぬことで自分の存在意義を見失ってしまうこともある。日本では四人にひとりが一度は自殺を考えたことがあるという。実際には死に至らなかったとしても、それだけ追い詰められた経験を持つ人が多いということだろう。

だが、人間は絶望したとき、このふたつがあれば生きていくことができる。ひとつは働く場があること、もうひとつは愛する人がいることだ。これは、精神医学の巨人であるフロイトが言っていることで、僕自身、いろいろなところで、この言葉を繰り返し伝えてきた。

「愛すること」についてはあとで述べるとして、まず「働くこと」を考えてみたいと思う。

人間にとって、働くということは、単にそれでお金を得るということ以上に、もっともわかりやすい形で今の資本主義社会のなかで自分が存在している意味が見える。人間の値打ちも、いい働きのなかでつくられていくものだ。

今の日本では、「働くこと」の意味が見えにくくなっているのかもしれない。生き生きと働くことができなければ、社会が元気になるはずもない。そんな日本の現状を突きつけたのが、「電通」の問題だった。

電通の何が問題か

資本主義社会のなかで「もっともっと儲けよう」と働いているうちに、僕たちは時間感覚をマヒさせてしまったようだ。「二四時間戦えますか」という栄養ドリンクのコマーシャルがあったが、働き詰めの生き方が素晴らしいと、どこかで洗脳されてしまっているのかもしれない。

そんな価値観に加え、今の日本では長時間労働があたりまえという職場が少なくない。医療界もそうだが、慢性的な人手不足が続き、少ないスタッフに負担が集中してしまうため、長時間働き続けなければ仕事が終わらない、という悲鳴があちこちであがっている。

二〇一五年のクリスマス、電通の新入社員だった高橋まつりさんが電通女子寮の四階から飛び降り自殺し、彼女が月一〇〇時間以上の残業を日常的に行っていたことが問題になった。過労死ラインの目安は月八〇時間の残業と言われている。高橋まつりさんは生前、ツイッターで「もう四時だ　体が震えるよ…　しぬ」「がんばれると思ってたのに予想外に早くつぶれてしまって自己嫌悪だな」「はたらきたくない　一日の睡眠時間二時間はレベル高すぎる」などと投稿していた。こうしたツイッターによって、深夜帰宅が続き、土日も休めない過酷さが明らかになり、高橋まつりさんの自殺は過重労働によるものだったとして、労災認定を受けた。

高橋まつりさんに限らない。長時間労働を含む過酷な労働で疲弊し、心が折れてしまう人があとを絶たない。高橋まつりさんの過労自殺によって長時間労働是正の声が高まり、政府は罰則付き上限規制も含む「働き方改革」の実行計画をまとめた。

長時間労働をすると脳卒中の発症率が高くなるという研究論文は、権威ある医学雑誌「ランセット」に発表されている。この論文のなかで、イギリスの研究チームが五二万九〇〇〇人のデータから、標準的な労働時間（週三五～四〇時間）に比べると、週五五時間以上の労働では脳卒中になる危険度が三三％増えていることを明らかにした。これはつまり、高血圧や糖尿病などの病気を持っていることによる脳卒中のリスクと匹敵するぐらいの影響を長時間労働が与えているということになる。

一〇〇時間超の残業が続くことのリスクを考えると、是正は絶対に必要だ。高橋まつりさんの自殺で世間から批判を受けた電通も、二二時の消灯を義務付けるなど、長時間労働を防止するとしている。

しかし、単純に残業時間を減らしても、問題の本質は見えてこないと思う。電通の問題を議論するときに「一〇〇時間」という残業時間の問題よりもっと大切なものを見落としてはいけない。

「ありがとう」が折れそうな心を救った

僕たちが生まれてきたのは幸せに生きるためのはず、仕事はその力を与えてくれるもののひとつだ。働くことを通して自分が成長できたり、知らない世界を学べたり、そして目標に到達できた達成感を得られたりすることも仕事の大きな要素である。しかし、仕事に支配されてはいけない。

医師の世界でも過重労働が問題になっており、「働き方改革」のなかでこれをどう改善していくかは大きな課題と言えるだろう。

厚生労働省研究班によると、二〇代の勤務医は平均週五五時間労働で、さらに当直、待機で一二時間を超える。救急診療科は勤務時間五六時間に当直、待機が一八時間、一ヶ月の時間外勤務は一三六時間にもなる。当直明けもとれていない病院もある。医師が足りない地方の病院などでは、さらに労働時間が過酷な例も目立つ。

兵庫県丹波市では、地域に七人いた小児科医がふたりになってしまい、県立柏原《かいばら》病院で小児科医をしていた和久祥三さんは「こんな体制で勤務を続けていたら医療事故を起こしてしまう、続ける方が無責任じゃないか」と悩んだ。そしてとうとう、病院を辞めることを決意する。

それを聞いた地域の母親たちは、二四時間いつでも病院で診てもらえるのがあたりまえと思いこんでいたことに気づいた。丹波地域という広大な二次医療圏に住むお母さんたちが「子どもが少し熱っぽいから」といって二四時間、軽い症状でも気軽に「コンビニ受診」をしていたら、ふたりしかいない小児科医はいつか潰れてしまう。そんな危機感が高まり、「県立柏原病院の小児科を守る会」が結成された。「夜間の救急診療はどうしても必要なときにだけ診てもらうようにしよう、そしてそういうときはきちんと『ありがとう』と言おう」という運動が広がっていった。

和久は結局、病院にとどまった。「あのとき何度泣いたかわからない」と、今でも時々僕に電話がかかってくる。母親たちの「ありがとう」の声が、和久の折れそうな心を救ったのだ。

労働時間はルールどおり改善をしなければならない。でも、時間だけの問題ではないことを僕たちは理解しないといけないと思う。「ありがとう」を言うお母さんたちに人間の値打ちがある。そして「ありがとう」の言葉にもう一度やる気を起こした和久祥三医師に人間の値打ちを感じる。さらに、この地域包括ケアが壊れそうになっているのを見過ごせないと、柏原病院にはその後、常勤の小児科医が四人も集まってきた。彼ら四人の医師たちの行動も価値あるものだと思う。

仕事をするうえで、自分がやっていることに誇りを持てるということは非常に大切だ。

もし自分の仕事に充実感があり、生き生きと働くことができるのであれば、おそらく心が折れるようなことはないのだと思う。

ブラック企業は人間の値打ちを壊す

高橋まつりさんのツイッターで、長時間労働を嘆くツイート以上に気になるのは、上司から言われたという言葉の数々だ。「君の残業時間の二〇時間は会社にとって無駄」「会議中眠そうな顔をするのは管理ができていない」「髪ボサボサ、目が充血したまま出勤するな」「今の業務量で辛いのはキャパがなさすぎる」……。

新入社員だった彼女の仕事ぶりには未熟なところがあったかもしれない。しかし、どんなベテランであっても、いつも一二〇%のパフォーマンスができるわけがない。野球の一流バッターでさえ打率は三割、つまり一〇回の内七回は失敗している。七回失敗したからといって、選手を責める人はいない。もし、ちょっといい仕事をしたときに「けっこうすごいじゃないか」と評価してくれる人がいたら、彼女が死を選ぶことはなかったのではないか。

締め付けないと働かないというのでは、まるで奴隷制度みたいだ。

「取り組んだら放すな、殺されても放すな、目的完遂までは……」

電通の四代目社長がつくった「鬼十則」と呼ばれる行動規範は、時代錯誤もはなはだしい。指導者や部長の若手に対する「君の残業時間の二〇時間は会社にとって無駄」という言葉は、まつりさんの問題ではなく、上司と会社の働かせ方、考え方に問題があることを示している。

電通に介入したのは東京労働局の労働基準監督署ではなく、二〇一五年に設置された「かとく（過重労働撲滅特別対策班）」であることを頭に入れないといけない。「かとく」は今までＡＢＣマートやドン・キホーテなど、非正規雇用を巧みに利用し過重労働をさせていた、当時のブラック的な企業を摘発してきたが、「勝ち組」あるいは「憧れの職場」と言われている電通に調査が入ったことの意味は大きい。こうした動きは、働き方を変えようという大きなシグナルが出ている証《あかし》と読むべきだと思う。

「あえて利益を出さない」という価値

「サイボウズ」という会社がある。かつては、家には寝に帰るだけというような長時間労働はあたりまえで、有給も取れない、典型的なブラック企業だった。これでは働き続けられないと、次々と社員が辞めていった。なんと三〇%近い離職率を記録したこともある。

あまりの離職率の高さに、一〇〇人いれば一〇〇通りの働き方ができる会社にしたら社員が辞めなくなるのではないかと、働き方改革に舵《かじ》を切った。社員の声を聞き、働き方を自由にした。ライフスタイルの変化に合わせ育児休暇や介護休暇を六年取得できるという制度、業務時間以外であれば副業を認める制度、在宅勤務や子連れ出勤の制度を次々と整え、多様な価値観を持った人が自立して働くことができる企業体を目指すことにした。

社員を大事にすれば一時的に売り上げは落ちても長期的には持続性が高まると株主に説明をし、しばらくあえて利益を出さないことについて了解を得た。投資家の一部は離れていったが、哲学のある会社に新しい投資家が集まってきた。

そうした方向転換の結果、離職率は急降下し、二〇一五年には四％にまでなった。七〇人だった従業員は今六〇〇人を超えている。新卒採用の五〇％が女性だ。生産性も上がり、世界のグーグルが注目するインターネットの会社に成長した。Great Place to Work® Institute Japan が実施した『2015年版日本における「働きがいのある会社」ランキング（従業員100〜999名部門）』で三位に選出され、二〇一七年の五位まで三年連続ランクインするなど、働く側からの評価も上がっている。一〇年前から始めたサイボウズの「働き方改革」は、今の時代が求めるモデルとして、国内のみならず海外からも注目が集まっているという。

世界の電通がこれをやれないわけがない。依頼企業のキャッチコピーを、おもしろく、目につくようにつくる力があるのだから、もっと斬新な働き方革命を見せるべきだと思う。二二時に会社を消灯するなんて、子どもっぽい。もっと自由にさせろ。かっこよく働いて、もっと成果をあげられるはず。今のままでは、クリエイティブ集団としては恥ずかしいぞ。

怠けアリの存在価値

これまでのように利益をあげるためならブラック企業と呼ばれてもかまわないというのでは、やっていけなくなる時代が来ている。一方、政府の「働き方改革」について、経営者側からは「厳しい規制は企業の競争力を削《そ》ぐ」という懸念も出ているようだ。労働組合のナショナル・センターであるはずの「連合」も政府の意に沿うような動きをしており、働く人のための「働き方改革」ではなく、雇用する側に都合の良い「働かせ方改革」の方向で議論が進んでいるのではないかと心配だ。連合は労働者のための組織なのに、一部幹部は経営者みたいな発言をしている。人間の値打ちと働くことは密接に関係しているのだから、もっとしっかりしろと言いたい。これを書いているうちに、連合は軌道修正をし始めた。いいことだ。

残業時間の上限も、なし崩し的に一〇〇時間が許容されようとしている。企業側の言い分としては、この厳しい時代、「二四時間戦う」ぐらいのことをしないと生き残れない、ということなのだろう。

だが、本当にそうだろうか。「働き方改革」にぜひ参考にしてほしいアリについての研究がある。「働き者」のイメージがあるアリの世界では、実は「二四時間戦う」ことが長期的に見れば好ましくない行動だということが明らかになっているのだ。

アリのコロニー（集団）には働かない怠けアリが常に二〜三割存在することが確認されている。一見ムダな存在である怠けアリがなぜいるのか、大きな謎とされてきたが、北海道大学・長谷川英祐准教授の研究チームが、その理由を突き止めた。

コンピューターでのシミュレーションで、コロニーのなかのアリに疲労がないときは、怠けアリがいるのといないのとでコロニーの存続時間に差は見られなかったが、疲労があると、怠けアリがいるシステムの方が長続きするという結果が出た。実際のコロニーを観察した結果も、シミュレーションと同じだったそうだ。つまり、怠けアリがコロニー存続の鍵を握っていたのである。

長谷川准教授たちの研究によると、コロニーには常に誰かがこなしていないとコロニー全体が致命的なダメージを受ける仕事があり、普段働いているアリが疲れて動けなくなると、それまで怠けていたアリが代わりに働き出し、そのおかげでコロニーは危機的瞬間を逃れることができるのだという。怠けアリをあえて常駐させるような非効率的なシステムが、実はムダではなかったということだ。

働かないと思われている人も、集団のピンチの際には活躍する可能性がある。長谷川准教授は、「人間の組織でも、短期的な効率や成果を求めると悪影響が出ることがあり、組織を長期的な視点で運営することの重要性を示唆する結果ではないか」とコメントしているが、本当にそのとおりだと思う。

好きなように働いてもらったら生産性がアップ

全部が二四時間戦う働きアリ集団になる必要はないのだ。組織は一枚岩になろうと努力する。でも一枚岩になったときは要注意だ。そこから一時的にはいい成果をあげるだろうが、人間の組織はもろい。必ずほころびが出てくる。本当に強いのは、異分子がいてなかなか一枚岩になれない組織。むしろ一枚岩になろうとするがなれないところにパワーが生まれるのだと思う。

「アリと人間は違う」と思うかもしれないが、実際、人間の世界でも似たような勤務形態を採用して成功している会社がある。まさにブラックの対極にあるこの会社「パプアニューギニア海産」の働き方はぶっ飛んでいるけれど、新しい時代の空気の流れをしっかり読んでいると僕は思う。

大阪にあるパプアニューギニア海産は、パプアニューギニアから輸入した冷凍の天然エビをエビフライ用やむきエビに加工し、販売する会社だ。この会社では、自分が働きたいときに会社に来ればよく、休むときも連絡は不要という「フリースケジュール」制で、そのうえ、嫌いな仕事はしなくていい。それでうまく回っているというから、すごい。

元々、宮城県石巻にあった。東日本大震災で被災し工場が全壊、大阪に移転して再起することになった。ところが、主戦力となるパート従業員が集まらない。震災を機に「私生活を充実させる働き方が必要」と考えるようになっていた工場長の武藤北斗さんは、「気持ちよく働くとは？」「会社と従業員が信じあうとは？」と模索した末、現在のような「フリースケジュール」制を導入することにしたのだという。パート従業員は全員女性で、子どもが熱を出したり、学校行事などがあったりして休みが続くと、「迷惑をかけて申し訳ない」と辞めてしまうこともあった。それが、「フリースケジュール」制にしてから離職率は激減した。

フリーなわけだから、もちろん、日によって出社する人数にばらつきは出る。天気が悪ければ来る人は少ない。「フリースケジュール」を実施して約四年が経ったが、パート従業員の出社がゼロ、という日が一回だけあったという。その日は工場で行う加工作業などは休みにし、ふたりいる社員で梱包《こんぽう》配送や事務作業などの「やるべき仕事」をこなしたので、会社として特に支障はなかったそうだ。

「会社が『がまん』していることは何もありませんし、『フリースケジュール』制にしてからはいいことばかりです。従業員のシフトで頭を痛める必要も、当日の無断欠勤でイライラすることもなくなりました。それぞれの生活に合わせて働けるということで誰も辞めないので、求人費用もかかりませんし、新人教育も必要ありません。昨年計算した時点で、うちの人件費は以前より二割減りました」

人間の値打ちをうまく引き出す

嫌いな仕事をさせない、という試みをするにあたり、アンケートを取ったところ、「誰かが嫌いな作業は、誰かが好き」ということがわかったという。結果的に、適材適所で従業員の負担も減り、好きな作業は効率もアップ、品質も向上と、従業員も会社も得をしている。

みなが好きな仕事をしているから、職場の雰囲気も良くなったという。

「パートさんたちと距離が近くなり、楽しい職場になりましたね。会社が忙しい年末などには、自分たちから職場に出てくれてがんばってくれたり、効率が上がるよう、パートさんが提案を出してくれたりするようになりました」というから、まさにメリットだらけだ。

武藤は「世のなかには従業員を縛らなければ効率が上がらないという先入観があるが、それは違う」と言う。

「従業員は働きたいから職場に来ているんです。彼らを信頼して自主性を重んじ、委ねることでうちの会社はうまく回っています。規模や業種の違いはあっても、この考え方が広がっていってほしいですね」

武藤は、人間の値打ちを引き出すのがうまい。それぞれに働く場所を好き勝手に選ばせている。これは、けっこう大事なことだ。選ぶといっても、それほどバリエーションがあるわけではない。たとえば、むきエビの加工やエビフライ用に仕上げるなど限られた仕事の種類でも、自分で選べば納得して夢中で働くことができるものだ。

自分で選んだという事実が大事で、ここに大切なヒントがあるような気がする。「選ぶ」という行為は人間の値打ちを育てる可能性がある。子どもを育てるときも、できるだけ明確に本人が意識するように選ばせていく。そこで、その行為をあやふやにしない。「おまえはそう選ぶのか」と、本人が選んだことを確認しておく。ほんの少しだけだと思うが、自分で選んだその後の行動は、その子の人生を実のある生き方へと変えていくのではないか。「自由」であることと「選択」は、人間の値打ちに影響するのではないかと思う。

パプアニューギニア海産のパート従業員たちも、そんなふうに働いているうちに会社に愛着がわいてきたのだろう。働く時間も自由で、いつ来ていつ休んでもいいのだが、忙しいときには自分からほかの部門の仕事を手伝ったり、時には当初希望していた労働時間を超えて働いてくれたりするという。無理にさせられていないから、残業になっても効率は落ちない。

パプアニューギニア海産では働きながら、効率よく製品の品質を高め、一生懸命働くということを身につけることができる。そしてこれは、それぞれのパートさんの生活の仕方のなかにも人生の生き方にも普遍化して影響を及ぼしていく。そうやって働くことを通して人間の値打ちを育てられるような仕事場が日本中に増えていけばいいなと思う。

屋台の仕事が難民を救った

生きるために「働く場」があることがどんなに大切か、イラクの難民キャンプに医療支援に訪れるようになってから、ますますその思いを強くしている。

難民キャンプにいる人たちは、戦闘の巻き添えにあって心身ともに傷つき、命からがら逃げてくるなかで、大切な人も家も畑も仕事も失っている。そうした状況に置かれれば、誰でも否応なく自分の存在価値を揺さぶられ、何のために生きているのかを見失いがちになってしまう。僕が支援を続けているイラクの難民キャンプでも、そんな例を数多く見てきた。

二〇〇四年、僕は日本・イラク・メディカルネット（ＪＩＭ－ＮＥＴ）というＮＰＯを立ち上げた。過激派組織「イスラム国」（ＩＳ）の台頭後も、がんや白血病に苦しむ子どもたちを助ける活動を続けている。

僕たちが支援している子どもたちのひとりに、ローリンという一六歳の白血病の女の子がいる。彼女の一家は、病気のローリンを連れて、シリアのダマスカスからイラク北部のアルビルにある難民キャンプに逃れてきた。アルビルはイラクのなかでは比較的治安も良く、難民キャンプでは食べ物や寝る場所も与えられる。だがローリンの父親ファーテルさんは「自分は娘のために何もしてやれない、薬を買うお金もない」と無力な自分を責め、うつ病のような状態になってしまっていた。僕たちに支援を求めにきた彼は不審者と間違われるような身なりで、僕たちはローリンの医療支援だけでなく、父親の仕事探しが急務と考えた。

誰かのために働くと人間の値打ちが上がる

彼の嘆きは、「自分はシリアのダマスカスにいたときには電気技師として働き、父親として娘を守っているという誇りを持っていた。だが、難民キャンプでは日雇いの仕事がまにあるくらいできちんと働く場もない。娘が病気になっても親として何もしてやることができない」というところにあった。そこで僕たちは、それまでのように病院の治療費を払ってあげるのではなく、その金額をもとでにして彼に仕事を与え、治療費に見合う給料を払うことにした。

どんな仕事がいいか、みなでアイディアを出しあった。砂漠地帯のイラクでは夏の気温が五〇度以上になるから、かき氷屋さんはどうか、ということになった。日本から氷かきの機械を飛行機で運んだとき、イラクの入管で「この鉄の塊はなんだ」と不審がられて大変だったが、一生懸命説明し、ようやくかき氷屋をスタートできることになった。

日本から持っていったシロップのほかに、アラブ風のナツメヤシのシロップも使った。暑いキャンプでかき氷は大好評、お客の多くは大喜びで集まってきた子どもたちだ。難民キャンプにいる子どもたちからお金を取るわけにはいかないから、ほとんど儲けはない。それでも、ファーテルには一日働いた給料として五〇ドルを払い、彼は自分が働いて稼いだお金でローリンの治療費を払うようになった。娘のために働く場を得たファーテルは、何もする気が出ないと落ち込んでいたのが嘘《うそ》のように、生き生きとし始めた。

かき氷屋が繁盛したので、冬場でも喜ばれるような仕事を考え、アルビルのダウンタウンで馴染《なじ》みのある、シャルガモという蕪《かぶ》のスープの屋台が候補に上がった。シャルガモはナツメヤシを使っているため少し甘いが、辛子をつけたら、まさに日本のおでんみたいな味わいになる。

ファーテルに限らず、難民キャンプには安定した仕事がなく、働く機会が得られずに、鬱々と過ごしている人が大勢いる。やはりダマスカスから難民になって逃れてきた屋台づくりの専門家がいたので、その人にお金を払って屋台をつくってもらったら、彼も生き生きとしてきた。ささやかでも、仕事があるということは大事なのだ。

そうしてできた屋台をファーテルに貸し出すことにした。ところが彼が「オレたちシリア人はシャルガモはあまり好きではない。やるならフールというそら豆のおやつだ」と言い出した。

自己決定で人間の値打ちが上がる

大事なのは、ただ言われた仕事をやるのではないこと。ここでも「選択」「自己決定」というキーワードが生きている。これができると、自由な自分が認識できる。自由な人間が「選択」をすると責任を意識するようになるのだ。

やる気を見せたファーテルの心意気に応え、僕たちが出す費用で週一回、キャンプ内でフールの屋台を開き、難民の人たちに無料で食べてもらうことになった。

合併症を起こして命が危なかったローリンも快復し、父親の屋台を手伝っている。大騒ぎしている子どもたちを並ばせて、平等に豆を配りながらも、小さな子どもを少し優先したりするのは、ローリンのやさしさだ。病気をして苦労している彼女は、人にもやさしい。「ローリン、ローリン」と子どもたちに呼ばれて、嬉しそうにしている。

冷たい雨が降るなか、用意した豆はあっと言う間になくなった。この日はちょうど元日、大人たちも、なつかしそうに集まってきた。そのなかのひとりが、「一年のスタートの日に、こんなあたたかなイベントをやってくれて嬉しい。こんなに子どもたちが喜んでいるのは久しぶりだ。オレたちは雨にもＩＳにも負けない」と声をかけてくれた。

病弱で自分は何もできないと思っていたローリンは、元々「しっかり勉強したい。お父さんの手伝いもしたい。妹や弟の面倒もみたい」と願うような子だ。父親が元気を取り戻したように、屋台をやることで、彼女のなかにも「自分にも何かできる」という自信が芽生えてきた。少し前までは僕が「笑うと病気にいいよ」と無理に笑わせていたが、そんなことをしなくても、ローリンに笑顔が浮かぶことが増えた。

屋台が終わったあと、ファーテルが「一緒に夕飯を食べていけ」と言う。貧乏で生活が苦しくても、彼はいつもこうして僕たちを食事に招いてくれるのだ。何もかも失った辛い状況に置かれていても、やさしさを失わない人たちが、ここには大勢いる。

「かっこいい」は人間の値打ちを上げる

シリアの内戦が終わる気配はない。難民はあとからあとから押し寄せ、あるキャンプでは六〇〇〇ほどのテントに三万五〇〇〇人が暮らしている。さまざまな不便を強いられ、いつまた戦乱に巻き込まれるかわからないと怯《おび》え、さらには将来が見えない難民キャンプの生活は過酷だ。そんななか、たとえささやかでも仕事があることが精神的な安定につながり、生きがいになるのかもしれない。

屋台で元気を取り戻したファーテルが今、こだわっているのは、かぼちゃだ。シリアのかぼちゃは白く、黄色いイラクのかぼちゃとは違うのだという。ファーテルは知り合いのつても頼りながら、苦労してシリアのかぼちゃの種を集め、それを友だちが貸してくれる土地に植えて、シリアのかぼちゃを育てている。自分と同じように故郷を失った同朋たちにせめて故郷の味を食べさせたいのだそうだ。

イラクの難民キャンプからは怒濤《どとう》のように難民たちがヨーロッパへ押し寄せている。ヨーロッパは経済的にも追い詰められてきて、治安も悪化している。そんななか、ファーテルは「シリアのかぼちゃを育てるオレはヨーロッパなんか行っている暇はない」と、イラクにとどまる気持ちを固めている。

白血病を患いながら難民となった少女と、必死に一家を支えようとする父親。抱える現実は厳しいが、働くことで希望を持ち、仲間たちの困難な状況を支えるために故郷の味を育てようとしている姿は、本当に「かっこいい」「シブい」。かっこよく生きていると人間の値打ちが上がるような気がする。

「回転」はお金の価値を上げる

彼の行為をもう一度値段で考えてみたい。娘のローリンの白血病の薬代は一日五〇ドル。僕たちのNPOが代わりに支払っていたが、それをやめ、父親に働いてもらい、サラリーを出すことにした。額はほとんど変わっていない。だが、寄付によって娘が助けられているときよりも「オレが働いて娘の命を守っている」と思えるようになった。ローリンも、家族の絆《きずな》をしっかりと意識することができるようになった。

たった五〇ドルだけど、命を救ったり家族の絆を守ったり、同郷愛を蘇《よみがえ》らせたりする。問題はお金の額ではない。そのお金がどんなふうに回転していくのかが大事なのではないかと思う。

「エロス」は人間の値打ちのひとつ

戦争が原因で難民となり、それでも懸命に前を向いて生きようとしている人々を見て、また別のフロイトの言葉を思い出した。

「人間がすぐに戦火を交えてしまうのが破壊欲動のなせる業《わざ》だとしたら、その反対の欲動、つまりエロスを呼び覚ませばよいことになります。だから、人と人の間の感情と心の絆を作り上げるものは、すべて戦争を阻むはずなのです」

これは、一九三二年に国際連盟から「今の文明においてもっとも大事だと思われる事柄を取り上げ、いちばん意見を交換したい相手と書簡を交わしてください」と依頼されたアインシュタインが、フロイトと「戦争」をテーマに語りあった書簡集『ひとはなぜ戦争をするのか』に載っている言葉だ。

ここでの「エロス」は単なる性的な意味にとどまらない。人間のなかには、死へと向かう破壊欲求と、生きようとする生存欲求が内在する。タナトス（死への欲求）とエロス（生への欲求）と言われる。この相反する欲求は、互いに絡みあって、人間をより複雑な生きものにしている。フロイトの言うように、暴力に対抗していくには、人間の基本の部分にあるエロスの力も必要なのだろう。

キーポイントは愛と絆だ。むき出しの性的欲望を向けるような愛も大切だし、一体感や帰属意識によって生み出される絆も必要である。

アメリカのケント州立大学のオーウェン・ラヴジョイ博士が「プレゼント仮説」というものを提唱している。人類の祖先が直立二足歩行できるようになる前、男たちはパートナーを得るために、犬歯は鋭く尖《とが》り、男同士で必死に戦ったり、暴力的に女に襲いかかったりしていた。そのうちに、手で自分の食べ物をとって食べるだけでなく、食べ残ったものを運んで蓄える、ということをするようになった。

そして、蓄えた食べ物を女にプレゼントするという方法が編み出された。プレゼントをする男は女に好かれ、より多くの子孫を残せるということで、人類はますます二足歩行がうまくなり、姿勢もまっすぐになっていったのではないか、と推論されている。そして、チンパンジーや旧《ふる》い猿人のオスに特徴的な大きな犬歯はなくなっていった。

愛することに臆病な現代人

ヒトとサルを分けているのは直立二足歩行だから、この「プレゼント仮説」は、人間とは何か、ということを考える材料になるかもしれない。プレゼントといっても、下品にモノで釣ろうということではなく、モノを通して自分の大切な「想い」を相手に贈るということをするようになったわけで、それによって、パートナーが欲しい、セックスして自分の子孫を残したい、という本能をかなえようとしたのだと言える。食べ物を分けあう行為が将来の家族につながり、人類はほかの動物との違いを広げていった。

そんなふうに原始時代から人間の基本的なところにあったはずの愛だが、現代の日本は、愛があふれているとは言いにくい状況だ。

国立社会保障・人口問題研究所が二〇一五年に行った調査によると、一八〜三四歳までの男性の七割、女性の六割に異性の交際相手がいないという結果が出て、男女ともに過去最高の割合となった。同じく、「性経験がない」という男性が四二・〇％、女性が四四・二％と、五年前に行われた前回調査よりやはり増加傾向にある。

別の調査結果では、「交際することで人生が豊かになる」と考える日本人は四二・八％、スウェーデン人の九一・三％と比べると、かなり深刻な数字だ（内閣府「少子化社会に関する国際意識調査報告書」二〇一五年度）。なお、未婚者が結婚していない理由として、特に男性に「経済的に余裕がない」ということを挙げる人が多かったという。不倫をしたといって、タレントのベッキーが異常なほどのバッシングを受けたのには、「自分にはつきあう相手もいないのに」という嫉妬の感情がＳＮＳで拡散されていったことも関係しているのではないかと思う。

失敗しても愛さずにはいられない人間の値打ち

愛があふれ出すと、リスクを飛び越えてでも愛する、それが人間だ。膨大なデータを基にシミュレーションをし、「正解」を導き出すＡＩには、とてもできない離れ業こそが

「愛すること」なのだ。

だけど、愛はきれいなだけじゃない。時には暗いなかでどろどろした愛が育まれたりもする。理性ではわかっていても、どうしようもないということがあるのが愛だ。互いに傷つけあい、時には周囲をも不幸に巻き込まずにはいられない愛は、けっしていいことではないが、ベッキーだけじゃなく、人間はそういう失敗をずっと繰り返してきた生き物であり、ここに文学が生まれるということになる。

大作家だった谷崎潤一郎も不条理な愛を繰り返した。親友の佐藤春夫は谷崎夫人の千代に同情し、それはやがて恋愛関係に発展することになる。紆余《うよ》曲折を経て、谷崎は千代と離婚し、佐藤春夫は彼女との愛を成就させる。

谷崎もミューズとして崇《あが》める女性・松子と出会い、別の男性の妻だった彼女は後に谷崎の三度目の妻となった。『細雪《ささめゆき》』『春琴抄』などの傑作は松子との愛によって生まれたが、そんなふうに自身の愛の葛藤を多くの作品に昇華させた谷崎はもとより、佐藤春夫も千代との関係に苦しんでいたとき、「秋刀魚《さんま》の歌」という有名な詩を書いている。このふたりに限らず、愛の苦しみから生まれた文学作品は、それこそ星の数ほどあるだろう。

愛のなかでは恋愛の占める部分が非常に大きいが、親子の愛や友情、困っている人たちに対する愛など、ほかにもいろいろな愛がある。そして、それぞれにやはり失敗はつきものだ。

僕自身の親も、愛で失敗している。僕は一歳で実の両親から捨てられ、養父母に育てられた。僕が生まれたということは、実の両親の間にもきっと愛があったのだと思う。しかしそれは、おそらく葛藤するような愛だったのだろう。ふたりは離婚し、僕は父の元へ引き取られたが、再婚が決まった父は僕を手放した。

僕の実の両親は、異性との愛でも親子の愛でも失敗をした。やせがまんではなく、それは人間だから、仕方がなかったことなのだと思っている。そんな両親から生まれた僕は、「愛すること」「愛とは何か」をずっと考え続けてきた。

人を恋すること、人を愛することは、とても面倒だ。それでも、人を好きになることはすてきなことだ。失恋したとしても、かつて人を愛したことがある人や、今、人を愛している人はそのことを実感していると思う。

恋愛だけではなく、親子の間に流れる慈しみの感情も、なんでも話しあえる友だちとの絆も、みんな愛のかたちだ。心を持った人間にとって、愛することは生きていくうえで欠かせない。だから人間の値打ちの大事な要素のひとつになるのだ。

結婚しないことも、子どもをつくらないことも、その人の価値観だからそれはそれでいい。でも、幸せになりたいなら、愛することをおそれてはいけない。スマホやネットでつながっているだけでは、孤独を癒やすことはできない。

「愛すること」はあたりまえにしていいんだよ

四国の徳島県板野郡松茂町《まつしげちょう》にある社会福祉法人愛育会では雇用を広げるだけではなく、障がいがある人たちが結婚をし、子どももつくっている。障がい者の雇用については取り組みが広がりつつあるが、結婚となるとまだ珍しい。興味を持った僕は徳島まで足を運んだ。

愛育会の理念のひとつに「障がいのある人一人ひとりが尊厳をもって、その人らしい充実した人生が送れるよう共に歩んでいきます」というものがある。「働くこと」「愛すること」に積極的に取り組んでいるのは、その理念を実現するために必要なことだからだ。入居者たちは、働けるようになったことで喜びを得、一緒にご飯を食べて「おいしいね」と言いあえるパートナーと結ばれて幸せを感じている。何組かのカップルに話を聞いたが、みな、ものすごく幸せそうで、僕までなんだかハッピーな気持ちになった。

入居者のなかには、時折バスでモーテルへ行き、愛を確かめあう人たちもいる。同棲をする人たちもいる。時間をかけて親の了解を得、結婚にこぎつけるカップルが次々と生まれている。結婚することで、ひとりではできなかったことも協力してやれるようになり、サポートをしてくれるスタッフやボランティアを呼ぶ回数も減る。結婚は障がい者の自立度を高めるのだ。生まれた子どものなかには、クラスで一番成績のいい子どももいるという。

障がい者の結婚や恋愛に対しては、これまで「福祉の世話になっているのに」と否定的にとらえられることが多かったこともあり、福祉施設での結婚はあまり見られなかった。しかし愛育会では、「みんな同じ人間、好きな人がいたらセックスしたり結婚したりするのはあたりまえのこと」と思ったひとりの女性が思いこみや偏見から脱出し、何度も壁にぶつかりながらも町の空気を変えていった。最初のうちこそ「障がい者が結婚するなんて」という眼差《まなざ》しで見る人もいたが、今は愛育会のカップルは周囲からあたたかく見守られているという。

愛はお金で換算できない

こんな話を聞いた。東京の有名な中高一貫の進学校に通う男子生徒と女子生徒が恋に落ちた。それまで優秀な高校生として生きてきたふたりは、親の反対を押し切って結婚し、子どもも生まれた。子どもを育てるために、男の子は大学には行かず、肉体労働をして家族を養い、今、ふたりは三人の子どもに恵まれているという。

実際、高卒と大卒では、生涯年収で平均四六〇〇万円ぐらいの差が出てくるから、その男の子は、お金では損したということになるのだろう。でも、彼は「全然後悔していない」と笑顔で言っていた。心から愛する人と出会い、かわいい子どもたちに囲まれ、自分はとても幸せだ、と。

もし、彼が人工知能に相談していたなら、きっと「今結婚するのはやめましょう。生涯年収四〇〇〇万円の損失です」などと反対されていただろう。でも、彼が本当に損したかどうかなんてわからない。価値というのは、計算方法によって、まったく違った答えが出るものだからだ。

この男の子の場合にしても、三人の子どもを育てることが、五〇年後、一〇〇年後、社会に何をもたらすか、ということを考えてみたら、「何千万円損した」なんて単純に否定できなくなるだろう。子どものひとりが、人類にとってものすごい貢献となる大発見をする可能性だってある。子どもを生んで育てることは、けっしてリスクなんかじゃない。リスクにしているのは僕らの社会だ。優秀な若いふたりが子どもを育てながら、大学へ行ける社会のシステムをつくればいいだけの話。社会の不整備やジェラシーを含んだ厳しい目が、日本人を愛に対し「オクビョウ」にしているとしか思えない。

彼が進学をやめたとき、「高卒と大卒では生涯年収に差がある」という現実はもちろん承知していただろう。大切なのは、その差をどれだけ乗り越えられるか、ということだ。そして何より、幸せかどうかを決めるのはお金ではなく、その人自身でしかない。

アインシュタインは「誰かのために生きてこそ、人生には価値がある」と言った。愛することを一生懸命やっていける人は自分の値打ちを高めている。一番大切なことは、彼自身が今「幸せだ」と確信していることだろう。哲学者アランは『幸福論』のなかで、喜びも悲しみも上機嫌も不機嫌も伝染すると強調し、幸福にとって上機嫌でいることが大切であり「これこそみんなの心を豊かにする」と説いている。愛する人と三人の子どもたちを育てる彼の幸せは、きっと周囲にも伝染し、まわりの人たちの幸福度を高めているはずだ。そんな彼が生み出す値打ちはあまりにも膨大で、計算不能ということになるのかもしれない。

愛すること。人にやさしくすること。肌と肌がふれあうぬくもりを感じること。きっと誰にでもできるはずだ。草食男子も草食女子も、愛は大変そうだと臆病にならず、愛することをやり遂げてほしい。

第三章

困難なときに現れる人間の「値打ち」

厳しい状況に陥ったからといって「もうダメだ」と絶望してはいけない。そこから這《は》い上がるときに「人間の値打ち」が出てくる。

「再び立ち上がる勇気」の奮い立たせ方

ここ数年、日本では大規模自然災害が相次いでいる。

二〇一六年、熊本を二度の巨大地震が襲った。地震の五ヶ月後に訪れた熊本県益城町《ましきまち》では、いまだ多くの家屋が倒壊したままで、道端には瓦礫《がれき》が山積みになっていた。町最大の指定避難所である体育館では、まだ二百数十名もの人が避難生活を送っていた。その多くは、自宅が被災し、帰りたくても帰れない。「体は慣れたが、精神面はもうめちゃめちゃ」という声も聞こえてきた。先が見えず、暗く落ち込みがちな避難所の状況ではあったが、お年寄りに水を持ってきてあげたり、暗い顔の人に声をかけたりするなど、お互いを思いやり、支えあう光景も見られた。

そんな支えあいの輪のなかに、ひときわ元気な女性がいた。内村光代さんだ。脳卒中の後遺症がある夫・一徳さんの世話をしながら、七〇代でまんじゅう屋さんに働きにいき、その収入で野菜や豆腐を買って周囲に配っていた。配給されるお弁当だけでは、ビタミンやタンパク質が不足するからだという。

なぜこんなに元気なのか、聞いてみたら、

「火の国の女ですけん、こんな地震には負けん！」

と、まぶしい笑顔が返ってきた。

震災から一年経ったとき、再び熊本を訪ねた。避難所から仮設住宅に移ったという内村夫婦を探して、会いにいったら、七四歳になった内村光代は相変わらず、まんじゅう屋に働きにいっていた。働き者なのだ。

「仮設（住宅）が決まって入ってからはいろいろ考えない。何も考えない。もう今から考え出しても同じことだもの」

震災で失ったものはたくさんあっただろうに、まんじゅう屋で働いて得たお金で、ひとり暮らしの人や病気で料理ができない人に手づくりのおかずを配っているという。避難所にいたときと同じだ。お金をムダにしない光代は、出来あいのおかずを買ったことがほとんどないという。「私が全部つくれば安くできる」と、人のために手間暇をかけている。すごい人だなあ、と思った。

「夫の一徳さんはどうしてる?」と聞くと、避難所を出てから土地を借りて畑を始め、とても元気になったという。畑で鍬《くわ》を振るう内村一徳は、確かに見ちがえるようだった。「これからキュウリ、トマト、スイカなどをつくるつもりだ。やっぱり汗かいた方がいいな」「明後日は、たけのこ掘りに山へ行くんだ」と、元気いっぱいである。

そんな一徳を、光代がやっぱり笑顔で見守っている。一徳の元気の源は妻・光代にあるに違いない。

コンテナに住んでいても値打ちのある生き方をする

益城町で一番被害の大きかった路地に入ると、瓦礫はだいぶ撤去されていた。そんななか、まったく瓦礫が片付けられていない家があった。家の持ち主であるMさんは、周囲が仮設住宅へと移っていっても、「慣れ親しんだ家を離れたくない」と全壊した家の横にコンテナを据え、夫婦で生活していた。

Mは、この地区の区長を務めている。このあたりは熊本では有名なおいしい水が出る地域で、Mは自宅の敷地内にポンプで井戸を掘っていたが、震災直後、ペットボトルの水が手に入らず、みんなが困っていたとき、この井戸水を人々に開放した。飲み水だけでなく、洗濯をしにくる人もいたので、水場に洗濯機も置いている。

Mは被災してしばらくの間、避難所にいたが、体育館の共同生活には納得できないことも少なくなかったそうだ。一番、腹が立ったのが、自分の家の水場を使ってもらおうとチラシをつくることを思い立ち、避難所のコピー機を借りようとしたら、使わせてもらえなかったことだ。それでキレて、避難所を出た。

彼は自宅の敷地にテントを張って生活し始めた。だが、テント生活では、雨が降るとびしゃびしゃになってしまう。水をもらいにきた人のなかに建設関係者がいて、不自由な生活をしているMのために小屋をつくってくれた。そのうち、その小屋の横にコンテナの家ができた。自宅の井戸水を分けるMの行為に始まったあたたかさが回転しているのだ。

コンテナには、キッチンとシャワーもついている。夫婦ふたりだったらここで十分、何も不自由はないという。「家はこれでいい、贅沢は言わない」と、さばさばしている。「夢はなんだ」と聞いたら、「これから紫芋を植える。秋になったら近くの小学校へ通う近所の子どもたちに芋掘りをさせてあげるんだ」という答えが返ってきた。震災で家がなくなっても、この人はめげていない。

Mの生き方は、何から何まで完璧じゃないのがいい。コピー機を使えなかったことでキレるような怒りの人だが、「ムダなものはいらん」と人生を「断捨離」し、そして近所の子どもたちにあたたかな目を注いでいる。絶妙なバランスでこの人の人間の値打ちは守られているような気がする。怒りん坊である分、その数倍、この人のあったかさが増幅している。「こういう人、いいな」と思った。

厳しい自然に向きあったとき、人間はなす術《すべ》もない。地震、台風、阿蘇山《あそさん》の噴火……立ち上がろうとしては起こる災害に打ちのめされそうになりながら、他者に手を差し伸べることで、多くの熊本の人たちが再び立ち上がる勇気を奮い立たせている。光代やMだけじゃない。自分のことだけでいっぱいいっぱいなはずなのに、他人の世話まで焼いている人にたくさん出会った。

人間の心は弱い。震災のような大きな試練がふりかかれば、ショックで元気がなくなってしまうのは自然なことだと思う。そんな弱さを支えあいながら前に進むためには、地域とのつながりや人間と人間とのあたたかなつながりがあることが大事なのだ。

災害や災難に負けない、そんなつながりを自らつくっていくことも、人間の値打ちのひとつだ。「クヨクヨしたっちゃ、しょうがないけん」と前を向く熊本の人たちの姿に、改めてそう思った。

被災地でのしいたけ栽培というチャレンジ

東日本大震災の被災地に通い続けている。進まない復興に被災者の忍耐は限界に達しようとしている一方、部外者の記憶は風化の一途を辿っている。そんななかでも、辛い状況から這い上がろうと、あきらめず、チャレンジし続けている人たちがいる。

二〇一六年七月一二日、福島第一原発の半径二〇キロメートル圏内に位置する福島県南相馬市の小高《おだか》区全域と原町区の一部地域で、原発事故に伴う避難指示が解除された。これまでの避難指示解除のなかではもっとも規模が大きく、解除対象は約一万一〇〇〇人（二〇一六年七月一日現在）となる。

避難指示が解除された小高区で、五年ぶりにしいたけ栽培を再開した女性、泉景子さんに出会った。父親が経営する重機修理会社で働いていた泉は、三〇歳になる頃、しいたけ栽培に興味を持ち、福島で農業を始めた。しかし本格的にしいたけ栽培に取り組んでから七ヶ月後、東日本大震災が起きる。直接、津波の被害は受けなかったが、投資した設備はすべて壊れてしまい、原発事故の影響で休業せざるを得なくなった。しかし、泉は、避難生活を送りながら、しいたけ栽培の再開を目指す。

一般に、きのこ類は放射性セシウムを吸収しやすい。周囲からは「セシウムが出るからダメだよ」と言われたと言う。

「まだやってもいないし、ダメだとわかってもいないのに。でも、自分のなかでは、うちのしいたけからはセシウムは出ない、って確信がありました」

菌床栽培でつくる泉のしいたけは、おがくずなどを固めた培地という土台にしいたけ菌を植え付けて栽培する。放射線の影響のない秋田県の木を原料にした土台を使い、群馬県や山形県から菌を取り寄せることで、しいたけの安全性には自信があったのだ。さらに念を入れて、ドームで閉鎖的空間をつくって栽培し、満を持して臨んだ県の検査の結果、泉のしいたけから放射性物質は検出されず、安全性が確認された。栽培したしいたけはすべて農協に出荷することが決まったという。

一口に五年と言うが、いつ終わるともしれない避難生活が続くなか、途中で投げ出したくなることはなかったのか。

そう聞かれた泉は「絶対に、あきらめるのは自分が許せなかった」と答えた。セシウムを吸収しやすいしいたけを安全に栽培することができれば、福島のほかの農家にエールを送ることができると考えたのだ。応援する人も多くなったが、バッシングもあった。

二〇一七年六月、南相馬にボランティアで行っていると、飛んできた。元気だ。きちんと放射線を測定していることと、圧倒的においしいことで販路は広がっているという。県の検査だけでなく、自主的に定期的に測定し、すべてND（測定限界値以下）。測定データをすべて公開することで、消費者は安心して泉のしいたけを買うことができる。

僕も泉のしいたけを食べてみた。肉厚で、とてもおいしかった。

彼女は、誰もが不可能だと考えた福島でのしいたけ栽培に果敢にチャレンジし、成功させている。壊せない壁はない、と信じて壁に体当たりしていくのも、人間の値打ちのひとつなのだ。

学歴のわなと大学に行く意味

今、多くの日本の若者たちが壁にぶち当たっている。

日本で奨学金による自己破産は一万件、と言われる。人生のスタートで破産はあまりにも悲しい。貧困から脱出するために必死に勉強して大学に進学しても、非正規雇用では経済的に厳しく、奨学金を返済できない。この壁をどうすれば壊すことができるだろうか。

個人の責任ということで片付けてしまうには、あまりに困難な問題だ。若者たちが将来に明るいビジョンを持って学べるような仕組みを社会全体でつくる必要がある。

その一方で、若者たちには、人生のおもしろさを理解するためには大学に行くことがすべてじゃない、ということも知ってほしい。スティーブ・ジョブズなんて、大学に半年通ったところで「意味がない」とすぐに辞めてしまった。

今は大学全入時代だという。確かに教育は自分の置かれた環境から脱出するための大事な武器になる。でも、学歴だけで人間の値打ちは決まらない。

大学に行かなくても、起業して、大卒のサラリーマンが一生かかっても成しとげられない立派な業績をあげる人もいる。松下幸之助は小学校中退だったし、政治家で言えば、田中角栄も高等小学校卒、今で言う中卒だった。ベストセラー作家や売れっ子漫画家、活躍するアーティストのなかには、大学に行かなかった人が少なくない。

いい大学へ行くためにいい高校へ、いい高校へ入るためにいい中学へ、あるいは中高一貫校へと試験を突破し、人生の正解を見つけるために、その場しのぎの受験技術を学ばされていく。でも、それにどんな価値があるというのだろう。社会に出れば、いろいろな状況の下で正解も変わっていく。だから、「別解力」を身につけないといけない。必要なのは、正解力じゃなくて「別解力」だ。「別解力」は人間の値打ちを決めるときにとても大事になる。

自然の価値を判断する方法

興味深い取り組みを見つけた。普通、海や山に値段をつけようなどとは思わないものだが、さまざまな視点からそれらをお金に換算し、価値を明確にすることで、環境保護や保全を促進する期待が持たれているという。

さまざまな試算法があるが、たとえば「トラベルコスト法」という方法を使うと、ハワイのサンゴ礁は年九七〇〇万ドルになる。これは、ハワイのサンゴ礁を見ようと観光客などが訪れる交通費、宿泊代、旅行期間中に支払われたはずの賃金などから計算した。

別の試算法によると、日本の森林には七四兆九九〇〇億円という、ものすごい価値がある。水源、土砂流出防止、野生動物の保護、大気保全などにかかる費用に置き換えて計算して出た金額だそうだ。アメリカでは、ダム撤去をめぐって、こうした評価結果が政策判断を左右したケースもあるという。

この取り組みのおもしろいところは、さまざまなやり方で試算できることだと思う。値打ちの基準はひとつじゃないのだ。いくつもの「別解」が導き出せるこうしたやり方は、人間の値打ちの基準を考えるときにも参考になるはずだ。

自分の価値を知りたい

大学に行くことが無意味だ、と言いたいわけではない。大学の四年間を、ただ上手に生きるためだけの四年間にしていいのだろうか。

大学時代の勉強は、高校までと違い、自分で問いを探し、その答えを見つけるために学ぶことが大切になってくる。社会に出る前のこの四年間に、人生のおもしろさや奥深さを知るための何かを得ることができれば、辛い状況に陥っても、きっと強く生きることができるのではないかと思う。

大学に通う時間を、とことん自分の求めるものに費やした木田元《きだげん》という哲学者がいた。ハイデガーやフッサールの研究に打ち込み、多くの著作を書いた彼の自伝エッセイ『闇屋になりそこねた哲学者』がおもしろい。

江田島の海軍兵学校時代、広島の原爆を目撃した。日本は戦争に敗けた。家族はみな、満州（当時）にいて、身を寄せるところがない。そうこうしているうちに、高等学校への編入手続きの締め切り日も過ぎてしまった。

木田家の本籍地は山形県最上郡にあった。しかし、そこに行っても、遠い親戚しかいない。そこで彼は、東京に向かった。その後、母の郷里の山形で満州から引き揚げてきた家族と合流し、闇屋をやったが、才覚があったのか、けっこう儲かって、彼はそのお金で農業学校に進む。そこで、出会ったのがハイデガーの『存在と時間』だった。もちろん、一〇代の若者が理解できるような本ではない。それでも彼は、「ここには世界の秘密が書いてあるような気がする」と、かなり無理をして東北大学に進学する。

それまで彼は、英語以外の外国語を勉強したことがなかった。東北大学に行ったのも、当時、ほかの大学では英語のほかにドイツ語やフランス語の試験もあったからだ。そんな彼は、大学入学後、ただハイデガーを原書で読みたい、そこに書いてあることを理解したいという一心で、四年間でドイツ語、ラテン語、古典ギリシャ語をマスターしたのだから、すごい。大学院では、それらに加えて、フランス語まで習得してしまった。

今もそうだが、当時だっていくら哲学を一生懸命学んでも、それが就職の役に立つわけではない。でも、木田元には、そんなことは関係なかった。ハイデガーは、「自分が何者かを知りたい」という木田の欲求に応えてくれるものだったのだ。すぐに役立つかどうかとか、就職できないリスクがあるんじゃないかとか、きっとどうでもよかったのだろう。

そんな木田の軌跡は、僕がここに「ある」というとき、それはどんな意味を持っているのかを考えさせてくれる。きっと単にそこに「いる」だけでなく、人間の「関係」のなかで「いた」はず。今、ここに「ある」とき、何かの「関心」を持って「いる」はずで、そこから「関係」にも「関心」にも価値が生まれる。そして、いつかここに「いる」ことの「意味」が生まれてくる。そんなふうに「存在」と「価値」には微妙な関係がありそうだ、と思えてくる。どんな「関係」のなかで生きているか。どんな「関心」を持っているのかが人間の値打ちに影響を与えているのだ。

木田がそんなにまで理解したかったハイデガーについての文章を書くことができたのは、五〇歳を過ぎてからだった。彼の代表作『ハイデガー『存在と時間』の構築』は傑作である。自分が追い求めるものにとことん向きあえた木田元は、とても幸せな人だ。木田の生き方を見ていると、少しだけ人間の値打ちのヒントが見えてくるような気がした。

知能指数は「値打ち」のほんの一部

ＯＥＣＤによる一五歳の子どもたちに対する国際的な学習達成度調査（ＰＩＳＡ）で、毎年トップランクに入るフィンランドの小学校には全国的なテストはなく、高校卒業時に共通テストが行われるだけである。子どもたちはテストのために知識を詰め込むのではなく、将来に備えて学び方を教わる。人間の値打ちはテストでは測れないということを、フィンランドの教育は教えているように思う。

僕は貧しい家庭に生まれ育ったが、大学に進学し、医師になる勉強をすることができた。でも、それは僕が成績がトップクラスの優秀な子どもだったからではない。

僕は『未来を生きるきみたちへ　『二分の一成人式』で伝えたい　いのちの話』という、小学生向けの本を書いている。この本に書いてあるようなことを、毎年被災地を中心に子どもたちに話している。

二〇一七年三月は北海道・本別で小学生を対象に命の話をした。

「みんなは勉強ができることが大事だと思っているだろうけど、テストの成績は十分の一ぐらいかな」

という話を、子どもたちの前でよくする。

もちろん頭がいい方がいいだろう。でも、頭がいいことだけが人間の価値につながるわけじゃないし、いくら成績が良くても人生が成功するとは限らない。

こう思うのは、僕がＩＱが低い子どもだったからだ。

学校で知能テストを受けたとき、当時の担任の先生が「みのるは思ってたほど点数は良くなかったよ」と教えてくれた。確か、クラスの平均より少し下ぐらいだったと思う。

僕は貧乏で旅行などどこにも行けない子どもだったから、世界を飛び回る人間になりたくて、そのためには、大学に行く方がよさそうだと思っていた。ＩＱが低い自分でも、人一倍努力すればなんとかなるんじゃないか、と考えた。それで、毎朝四時に起きて勉強することにした。この四時起きの習慣は今も続いている。

そんな自分の体験から思うのは、頭がいい、勉強ができるというのは、人生を生きていくうえで十分の一ぐらいしか役に立たない、ということ。あとの九割は、たとえば決断する力だったり、持続する力だったり、あるいは相手の気持ちになれる力、友だちをつくる力、楽しむ力、勇気を奮う力、友だちを裏切らない力……今、成績が良くなくても、残りの十分の九は自分の意志でどうにでもなるし、この十分の九がしっかりしていれば、けっこうおもしろい人生を送ることができる。

「人間の値打ちは成績だけではないんだよ」と話すと、子どもたちは納得してくれた。

どんな状態からでも次に行ける

学歴もそうだが、一度ダメになるとすぐ、僕たちの社会はレッテルを貼りたがる。たとえば、風俗店で働く若いシングルマザーは世間で後ろ指をさされたりする。

僕の実の両親は離婚をしたみたいだ。そして、まだ赤ん坊だった僕は捨てられた。しかし、風俗店で働くシングルマザーは子どもを捨てていない。子どもを捨てないで育てるということは、それだけで値打ちのあることだ。

本当は、風俗店で働かないと子どもを育てていけないという社会がおかしいはずなのだ。辛い状況に耐えきれず、子どもを虐待してしまう親もいるなか、風俗店で働くシングルマザーたちは、厳しい生活に追われながらも、がんばって働き、必死で子どもを育てていこうとしている。そして、自分も生きようとしている。なんて人間の値打ちが高い、すごい人たちだろう、と思う。

風俗で働いている人は三〇万人にも上るそうだ。なんとなく始めた女性も多いと聞いた。シングルマザーだけではなく、生活に困っている若い女性たちが風俗店で働くことも増えている。時には住む場所や託児所などが用意され、短時間でほかのバイト以上に稼ぐことができる風俗店は、彼女たちのセーフティネットになっているのだ。

一般社団法人GAP（Grow As People）の代表・角間惇一郎さんに、僕がMCをしているラジオ番組にゲスト出演してもらった。角間は性風俗産業で働く人々の声をインターネットで集め、『夜の世界白書』というリポートをまとめた。この『白書』から、なかなか表には出てこない実態が浮かび上がってくる。

実働日数と月収の全体の平均は一一・八日で四三万九九五円、年齢別では一八歳から二二歳が一六日間働いて八一万九二〇〇円と最多、逆に四三歳以上では七日で一八万二〇〇〇円ともっとも少ないという結果が出た。

壁を乗り越えるとき、人間の値打ちが生まれる

風俗業を始めたきっかけは、生活費や学費、借金返済など金銭的な理由が最多だった。「仕事がない」という理由が次に続き、第三位は「なんとなく」。「仕事がない」は三三歳以上が六割超、逆に「なんとなく」始めた人の半数が二七歳までであり、二〇代でなんとなく風俗の仕事につき、三〇代でほかの仕事に移りにくくなり、四〇代になると収入が減っていく様子が調査からわかった。

また、アンケートに答えた女性たちの多くは、風俗で働いていることについて「誰にも知られたくない」と考えており、仕事以外では外出を控え、家に閉じこもっている傾向が強い。

ＧＡＰはそんな女性たちがほかの仕事に転職するための支援活動を行っている。代表の

角間が支援を始めるきっかけになったのは、二〇一〇年に大阪で起こった、風俗店勤務の女性がふたりの子どもを餓死させた事件だった。この事件に衝撃を受け、「自分に何ができるか」と考えた角間は、知り合いの風俗店のオーナーに頼み、実際に店で二年間働き、現場を体験したのだという。見えてきたのは、風俗店で働く女性たちが抱える孤独、そして、遅くとも四〇歳頃にはキャリアが終わるという「四〇歳の壁」の存在だ。そこで、風俗で働く女性たちのセカンドキャリア支援を活動の軸に据えることにしたという。GAPでは転職を勧めたりはしないが、転職を希望する人には相談にのり、新しい生活ができるように応援をしている。

「どんな状態からでも次に行ける社会」の実現。それがGAPの理念だ、と角間は話す。どんな状況に陥っても人間の値打ちが傷つくわけではない。むしろある状況から違う状況に乗り越えていこうとするとき、人間の値打ちが生まれてくるのではないだろうか。

自分の値打ちを決めるのは自分自身だ

今の日本では、それまで普通に社会生活を送っていた人が、リストラなどで急に生活が苦しくなったりする。ひどいときには住んでいた家から追い出され、ホームレスになってしまうということだってあり得る。生活保護を受けることになって、「情けない」「自分はダメな人間だ」と思ってしまう人もいる。

でも、そんなことで人間の値打ちはなくならない。厳しい状況に陥ったときは、むしろ自分の値打ちを高めるチャンスだ。そこからどう這い上がるか、そこに人間の値打ちが出てくるし、人生もおもしろくなっていく。

病気や年をとったことで体が不自由になり、今までできたことができなくなる。それは生きていれば誰にでも起こり得ることだ。「自分は役立たずになってしまった」なんて、嘆かないでほしい。

人間の値打ちの基準はひとつじゃない。そして、自分の値打ちを決めるのは自分自身だ。

辛い状況に置かれたときこそ、「別解力」を使って発想を大きく転換する必要がある。僕の人生も「別解力」で大きく変わった。自分の人生を考えるときも、正解を目指さなくていいと思ってきた。国立大学を卒業して、卒業生のなかでひとりだけ地方の病院に出たのも、「正解はひとつじゃないはず」と信じていたからだ。どこかに別解がある、といつも信じて生きてきた。

「正解」ではなく「別解」を求めてみる

諏訪中央病院は「別解」のひとつだ。僕が病院づくりをしていたとき、日本中にあるほかの多くの病院と違って、救急医療や高度医療をやりながら健康づくりや在宅ケアや死を看取る医療をやり出したのは、別解を意識していたからだ。

医師として地域医療に取り組んでいたとき、日本人が大好きな「がんばる」という言葉の逆をとって「がんばらない」と言ったらどうなるか、と考えた。その視点が『がんばらない』という本を生むことになり、そこから僕はオーソドックスな医者ではない人生を歩み始めることになる。定年を待たずに五六歳で諏訪中央病院を正式に退職し、名刺やポジションに頼らない生き方が始まった。今「名誉院長」というものになっているが、名前は立派でも、つまりは「パート医」である。

「別解力」で新しい道を歩み始めた僕は、たくさんの新しい出会いを得た。チェルノブイリやイラクの子どもたちの医療支援のための資金を募ろうと、「がんばらない」というレーベルを立ち上げ、ジャズの坂田明やクラシックのチェリスト、ヴラダン・コチ、加藤登紀子のCDをプロデュースしたりしたが、小さな地方都市の病院長だった僕がアーティストのプロデュースをするなんてことは、「がんばらない」という別解がなければあり得なかっただろう。「別解力」は人生の幅を広げ、人生をおもしろくするのだ。

ヘーゲル哲学では人間と動物を対比し、人間が人間的であるためには、与えられた環境を否定する行動がなければならない、とする。自然と調和して生きる動物と違い、僕たち人間は環境を変えていく生き物なのだ。ヘーゲルの言うように「精神」の自由が大切。田舎医者でいることも、風俗の世界にいることも、たいした違いではなく、いつかそこから必ず飛翔するのだ、という想像力に価値があるのだと思う。

「別解力」は、まさに環境を変えていくための新しい条件をつくり出していく力になるものだと思う。

「認知症になったら安楽死」の何が問題か

僕たちは人間の値打ちを高めるために、いろいろなことに「別解力」を発揮していくことができる。そのひとつが、認知症だ。

認知症をおそれている人が大勢いる。がんや心臓病よりも認知症になりたくないという人は多い。認知症を「緩慢なる死」と表現するジャーナリストもいる。今日の朝、ご飯を食べたかどうかがわからなくなる。病気が進行すると、食事や排泄《はいせつ》が自分でできなくなる。家族の顔も、自分自身が誰かもわからなくなる。意思も感情も失われる。人間が壊れていく……。

本当にそうだろうか。

内閣府の世論調査では、認知症の人と接したことがある人で、認知症になっても「今までどおり自立的に生活できる」「サポートを利用しながら、今まで暮らしてきた地域で生活していける」と答えた割合は四五・五%、つまり、自分たちの体験から「認知症になっても生活できる」と考えている人が四割以上いることがわかった。これは、従来の「認知症になったら何もできなくなる」というイメージを覆す結果だ。「痴呆」から「認知症」へ名前を変えたことに意味が見えてきた。

僕はたくさんの認知症の患者さんを診てきたが、実際、認知症だから何もできない、ということはない。認知症はおおむねまだら状に障がいを起こしてくる。まだら状になった記憶のなかでも、患者さんの人格は失われていないし、本人もそのことを知っている。

脚本家の橋田壽賀子《すがこ》さんが「文藝春秋」誌上で「認知症になったら安楽死したい」と発言したが、認知症の人が橋田の言葉を聞いたら悲しい気持ちになると思う。その後、同誌で僕は橋田壽賀子と対談し、「いつ死ぬかを自己決定するのはいいことだが、認知症といっても、まだら状なので、どの状態までいったときに死を選ぶのかは明確な線が引けない、とても曖昧な世界なのだ」という話をした。

別の雑誌で対談した樋口直美さんは五〇代の女性。三〇代後半から幻視が出現し、若年性レビー小体型認知症と診断された彼女は『私の脳で起こったこと』という体験記を出版している。認知症になったら何もできなくなるわけではない。彼女のように本だって書けるのだ。樋口は「症状と人間の『価値』は無関係だ」と言う。認知症になったって価値ある生き方はできるのだ。

認知症になると、二重の偏見によって生きる力を奪われていく。まず、社会の偏見。樋口は自分が認知症だと伝えた途端、周囲の対応が違ってくることに気づいた。認知症でも人それぞれ症状や理解力が異なるのに、病院の医師や看護師でさえ、「どうせ言ってもわからない」と決めつけて、通常ならされるはずの説明をしてくれなかったりする。

医療や介護の空間でも、認知症になった人間の値打ちを的確に把握できる人たちがいる一方で、間違った判断をして、値打ちのない人と思いこんでいる病院や施設もある。そんな社会の偏見にさらされているうち、自分自身も「自分は何もできない存在だ」と思わされ、もうひとつの偏見が自分のなかにつくられていく。そうやって自分の生きる価値を見失い、どんどん無気力になっていってしまう。

認知症の人たちを「緩慢なる死」へと追い込むのは、そんな自分自身と社会の二重の偏見なのだ。認知症になったら安楽死したいというのも、この偏見から来ていると言えるだろう。

「いつ死んでもいい」は半分の事実

ただし、橋田壽賀子が「認知症になったら安楽死したい」というのは偏見とは違う。僕との対談のなかで繰り返しおっしゃっていたように、「人のことではない、自分のこととして、自分の判断で安楽死をしたい」というのが橋田の主張だ。僕自身も自分の命を自分で決めることはとても大切なことだと思っているから、橋田に共感できる部分もある。しかし、安楽死を法制化するのは、そう簡単ではないだろう。

「いつ死んでもいい」と何度も口にする橋田。「がんで死んでもいい」と言い出した。「もし、がんで死ぬとわかったときは諏訪中央病院の緩和ケア病棟に来たらいいんじゃないでしょうか。諏訪中央病院に来ると『もう死んでもいい』と思っていた人が『あれがしたい』『これがしたい』と言い出すようになるんですよ」とおすすめしたら、かなりその気になってくれた。ダメ押しのつもりで、「毎年八月一五日の諏訪湖の花火は五〇万人の人が集まる、とても有名できれいな花火です。死ににきたはずなのに、橋田さんだったら『その花火を見てから死にたい』と言い出すと思いますよ」と言うと、「実は先生、今年、その有名な諏訪の花火を見るために諏訪湖のまん前のホテルを予約したんです」と橋田が打ち明け、ふたりで大笑いした。

これが橋田流の命の考え方なのだ。論理的でなく、矛盾だらけ。この矛盾に橋田の値打ちがあるのではないだろうか。「いつ死んでもいい」と言いながら、毎月血液の検査をしたり、年に一回人間ドックを受けていたり、豪華客船の旅をしたりしている。人間らしくていいな、と思った。

「いつ死んでもいい」という気持ちは嘘ではなくても、それは半分の真実に過ぎない。生きている限りは病気にならないように気をつけ、人生を楽しむバイタリティを持ち続ける、それは人間ならあたりまえの感情だと思う。

障がいに負けない義足の少女

どんな病気になっても、樋口のように、その病気を踏み台にして、さらなる自由や幸せをつかむことができる。そして、人生でぶつかる壁は病気にとどまらない。どんな困難に陥っても、そこからどう這い上がっていくかに人間の値打ちがある。風評被害やバッシングにも負けずに放射線をシャットアウトしてしいたけ栽培にチャレンジしている福島の泉も、認知症に負けない樋口も、みんな絶望のなかから光を見出し、前を向いて再び歩き始めた人たちだ。

そんな人間の輝きを、僕はイラクのバグダッドに住む少女アヤのなかにも見た。

アヤが骨肉腫だとわかったのは、二〇〇三年、彼女が小学校一年生になったばかりのときだった。当時、イラク戦争で混乱状態にあった国内では治療が受けられず、隣国のヨルダンにあるがんセンターで治療を受けることになったが、骨肉腫は想像以上に進行しており、右脚をつけ根から切断しなければならなかった。「このとき、私の人生は真っ暗になりました」とアヤは振り返る。

しかし、元々明るい性格のアヤは、人生をあきらめなかった。「どんなことがあっても生きよう」と思い、義足を装着し、歩く訓練を始めた。

子どもの義足は、成長に合わせて交換する必要がある。ＪＩＭ‐ＮＥＴは、骨肉腫の治療とともに、義足の交換も支援してきた。義足をつけ始めた頃のアヤは、よく転んだ。それでも、歩く自由をかなえてくれる義足を「私の希望」と言い、懸命に歩行練習をした。

歩くのが大好きなアヤは、絵も大好き。片脚のない女の子の絵をよく描いていた。自画像である。あるとき、絵の少女に両脚があった。「友だち？」と聞くと、「ううん、これも私。この脚は日本の友だちからもらったの」。もちろん、もう一本の脚は義足。まぶしいほどの笑顔だった。

ＪＩＭ‐ＮＥＴでは毎年、イラクの子どもたちが描いた絵をパッケージにしたバレンタインチョコを販売し、チョコ募金をお願いしている。その売り上げで、イラクだけではなく福島の支援も行っている。アヤの絵も、パッケージに使わせてもらった。

八年ほど前、有名な美人書道家の紫舟《ししゅう》から「『愛する人への手紙』という書道展をするので、誰かへ筆で手紙を書いてもらい、その手紙を展覧会に飾らせてほしい」と言われた。

恋文を書いて展示する勇気のない僕は、アヤに筆でこんな手紙を書いた。

「アヤの絵は日本ではとても有名です。きみの描いた絵がチョコレートを入れた紙にプリントされています。十六万人近い人が、イラクの子どもたちを救うために買ってくれます。憎しみや恨みの連鎖を断って、やさしさの連鎖を起こせる人になってください。病気にも戦争にも負けず、生き抜いてください。一緒に平和な世界をつくりあげましょう」

ちなみに、一六万個分のチョコレートを全部売ると八〇〇〇万円。毎年売り切る。このチョコ募金のお金で薬を買う。きれいゴトではいかない。僕が代表をしているふたつのNPOの活動を持続させるには毎年一億八〇〇〇万円のお金が必要だ。でもお金がすべてではない。お金を超えた何かが重要なのだと思う。「お金は大事、だが……」と、ずっと考えている。

アヤからも熱い返事が届いた。

「私は病気に負けません。戦争に負けません。貧しさにも負けません」

一七歳になった彼女に、僕は病気の子どもたちの代表として、年一回アルビルで開かれるＪＩＭ－ＮＥＴの会議に参加してくれるよう頼んだ。会議には、日本から参加する僕たち、バグダッドやモスルの小児病院の専門医たちが集まり、治療成績を報告したり、小児がんや白血病の子どもたちを救うために必要な支援について話しあう。

「私は脚をなくしたけれど、生きる権利までなくしてはいません」

力強く語るアヤのスピーチは堂々として、見事だった。

「私の夢は、勉強して大学に入ること。勉強しながら、小児がんの子や障がいのある人たちを応援していきたい。私には病気や障がいを持つ子どもたちの気持ちがわかるから」

将来の夢についてこう答えた彼女は、さらに付け加えた。

「ＪＩＭ－ＮＥＴのスタッフと出会い、私は命を救われました。平和のためできることがあるならば、イラク国内でも外国でもどこへでも行って、私の役割をまっとうしたい」

大きな拍手がわき起こった。アヤのスピーチは会場にいたドクターたちの心を揺さぶり、これからもイラクに残って聴診器でテロと戦う決意をさせた。

生きることをあきらめない勇気

さらに感心するのは、アヤが義足を隠さないことだ。彼女は、いつも右脚のズボンの裾をたくし上げ、金属の棒がむき出しになった義足を堂々と見せている。

これは日本にいる僕たちが想像する以上に勇気のいることだ。イスラム諸国では障がいのある人たちが一般の人たちに混じって生活することが少なく、特に女性の障がい者はほとんど社会に出てこない。

「私は何を言われてもいい。この姿で外を歩くことが大事。そうすることで、障がいがあっても、どんどん社会に出ていこうという空気をつくっていきたい」

イラクにはアヤのように病気で脚をなくした人だけでなく、地雷や戦闘で障がいを負った人たちが大勢いる。彼女の行動は、そうした人たちにも勇気を与えるはずだ。

勇気があることは人間の値打ちにとってとても大切なメルクマールとなる。毎日の生活のなかでは、誰が勇気があるかなんて気にとめないことが多いが、まわりの人の勇気に、もっと敏感になったらいいと思う。少し意識してみると、この人の行動はとても勇気のあるものだ、とわかることがある。電車のなかで席を譲ったり、階段しかない場所で車椅子に乗った人やベビーカーを押しているお母さんが困っているのを助けたり、そんな小さなことでも、誰かの勇気に気がついたときは「すごい」と声を出してもいいし、心のなかで「拍手拍手!」と思うだけでもいい。大事なのは、ここが勝負というときは、自分も勇気を奮い立たせることだ。そこに、価値ある人生を生きるヒントがあるような気がしてならない。

第四章

人間の「価値」ってなんだろう

人間は内に善も悪も秘めた存在。
そんな人間の、「価値」とは何かを考えた。
それぞれの「多様性」を認める「寛容」さだ。

ノーベル賞作家が語った「人間らしさ」

二〇一五年のノーベル文学賞に輝いたスヴェトラーナ・アレクシエーヴィッチは、名もなき人々の言葉を拾い、チェルノブイリ原発事故や戦争の悲惨さを訴えてきた作家だ。彼女は僕と同い年。チェルノブイリ原発事故で汚染されたベラルーシの子どもたちを支援してきた縁で、一〇年ほど前に対談したことがある。

「自分たちに起こったことを理解しようとするとき、拠《よ》りどころになるのは科学や技術ではない。人々の愛だけが人類を救えるのだと思います」と、未来の世代のために真実を伝えることの大切さを彼女は訴えていた。

二〇一六年秋に来日した彼女は、学生の質問に答えて、こう語っている。

「私はアフガニスタンで死体を見ました。ひどい光景、非人間的な光景でした。あなたのような若い人に言えることはひとつ。どんな状況であっても人間であり続けること、人間らしさを失わないことだと思います」

ＩＳなどイスラム過激派組織のイスラム原理主義者たちは、宗教の名の下に、「人間らしさ」から遠く離れた間違った行動を正当化しているが、彼らの残虐な行為に、「どんな状況であっても人間であり続けること」というアレクシエーヴィッチの言葉が重く響く。

彼らの暴力は、相手の値打ちを貶《おとし》めることを目的としている。イラク北部のシンジャールでは住民の五〇〇〇人がＩＳに殺され、三〇〇〇人が拉致された。殺された人たちの多くはヤジディ教徒だった。ヤジディ教はクルド人の一部が信じる偶像崇拝の民族宗教で、信徒とわかれば、偶像崇拝を禁じるイスラム原理主義のＩＳからひどい迫害を受ける。人権裁判所に訴えるということで調査が始まっているが、拉致された三〇〇〇人の多くは少女や若い女性で、ＩＳの兵士たちの性奴隷として奴隷市場で売買されている。

古代から、女性に対する性暴力は相手の民族に精神的・肉体的ダメージを与えるために行われてきた。だが、そうやって徹底的に相手を貶めながら、実は自分たちも人間の値打ちを失っていることに、彼らは気がついているだろうか。

悪魔と天使が共存するイキモノ、人間

「にんげんじゃない…しね」「ころしたるわい」「わかった　ころしにこいや」

無料通話アプリLINEを使って罵りあったあと、二〇一三年六月、広島県呉市で一六歳の女の子が殺された。加害者は高等専修学校の元同級生の少女、さらに六人の若者が逮捕された。暴行の様子はLINE仲間の四〇人ほどに実況されていた。彼らは、「いけ」「いけいけ」「やっちゃれやっちゃれ」と煽《あお》った。

人間はいつからこれほど残虐になったのか。

我々ホモ・サピエンスはとんでもない悪事をやらかしてしまうイキモノである。平気で残虐な殺人をするのも、悲惨な戦争を起こすのも人間なのだ。

日常のなかにも暴力ははびこっている。DVで離婚された男が七年間も元妻をストーカーし、刃物で瀕死の重傷を負わせた事件も起きている。この女性はさぞ怖かっただろう。しかし懲役一二年である。男が出所すれば、女性はまた不安のなかで生活することになる

のではないだろうか。

いじめの数は二〇一五年度で二二万五〇〇〇件にものぼり、子どもに対する暴力も増える一方だ。日本での児童虐待は二〇一六年の警察庁のまとめによると年間五万四二二七件を数え、過去最悪となった。厚労省の調査では、虐待で殺されてしまった子どもは二〇一五年度で心中を含めると八四人にも及ぶ。そのなかには性的虐待もある。二〇一六年に全国の警察が摘発した児童ポルノ事件は二〇九七件。いたいけな子どもたちを毒牙にかける犯罪者はあとを絶たない。

破滅的なほど「オレオレ」の意識の強い人間

二〇世紀を代表する登山家でヴァルテル・ボナッティという男がいた。一九五四年、二四歳の彼は世界第二の山頂K2初登頂を目指すイタリアのアタック隊に参加する。だが、最終段階でボナッティはほかのメンバーに裏切られ、K2初登頂に加わることができなかった。

裏切った側のやり口は卑劣だ。体調が良かったボナッティだけが初登頂してしまうのではないかと不安になった彼らは、ボナッティに山頂アタック用の酸素ボンベを運ぶために一度下降するよう指示する。ところが、ボナッティがポーターを連れて酸素ボンベを運び上げてくると、当初予定されていた設営地には誰もいなかった。彼らはボナッティがいない間に、さらに高い位置に基地を設営していたのだ。ボナッティはまんまと騙されたのである。

疲れきったポーターをかばいながらボナッティは八一〇〇メートルの高地でビバークを強いられるが、ポーターはひどい凍傷を負ってしまう。ボナッティは下山を決意し、ほかのメンバーはボナッティが置いていった酸素ボンベを使って、K2初登頂を達成した。その後、彼らは「ボナッティが抜け駆けしようとした」と主張し、名誉をかけた訴訟が五〇年以上にわたって繰り広げられ、やっとボナッティの主張が認められた。

山男は心清らかというイメージを持っていたが、ボナッティを陥れた山男たちの行動を見ると、どんな人間のなかにもケモノがいることがよくわかる。

ホモ・サピエンスはヘンテコなイキモノだ。どうやら、破滅的なほど「オレオレ」の意識を持っているように見える。「オレオレ」と言っても「オレオレ詐欺」ではなく、「オレサマが一番だ！」という自己主張だ。ボナッティを裏切ってK2初登頂を果たした山男たちは、まさに「オレオレ」の典型である。

以前、エジプトの王家の谷やピラミッドを見たとき、人間は何千年も前から自己顕示欲の強い動物だったんだと、つくづく思った。あんなに巨大な墓を残そうとしたんだから、どれほど「オレオレ」かと、苦笑してしまう。

イースター島にも行った。建造中に放置されたものを含めると、一〇〇〇体近いモアイ像が残っていた。海を眺めているモアイ像だけを見て、この島には穏やかな石の文化があったのだろうと思っていたが、そんな平和なものではなかった。あのモアイ像は、ほかの集落との戦いで自分たちの力を誇示するために島の木をみんな伐《き》り出し、山から巨岩を転がして海岸に運んでつくられたのだという。モアイ像は「オレオレ」の象徴だったのだ。そうと知って、巨大なモアイ像が立ち並ぶ景色がおそろしく見えた。おそらく「オレオレ」をやり過ぎたのだろう、やがて島は一時、絶滅の危機を迎える。

自分のなかに「悪」がいる

三万七〇〇〇年前の洞窟絵画が残るスペインのアルタミラの洞窟にも行った。洞窟の壁に描かれた、3Dのように見える生き物のまわりに手形が残されていた。言葉がなかった時代に「オレ」と「他者」を区別していたのだと思う。原始人たちは、「オレはここにいるぞ」というメッセージとして無数の手形を残した。「オレオレ」を表現せずにはいられないのが人間の本能のようだ。

しかしそれも行き過ぎると、ボナッティを裏切った山男たちのようなことになってしまう。「自分さえ良ければいい」という「オレオレ」は強欲な資本主義を助長させ、格差社会をつくってきた。「オレオレ」の自分中心の利己的な人間は、一方で少しだけ利他的な存在になることで社会をつくりあげ、進化してきた。つまり、両方のバランスが大事ということだろう。

人間の心のなかはまだら状だ。天使もいれば悪魔もいる。まるごと全部、善なるものになればいいが、「悪」をゼロにすることは難しいかもしれないと思う。すべてが善なるものになったらすごいが、そんなことはまずあり得ない。それに、おもしろくない。人間の心が善なるものだけになったら文学は生まれてこないだろう。心のなかに邪悪な妄想がある。これはこれで、とても大切なことのように思う。

だからこそ、天使と悪魔のバランスをどうとっていくかというところに、人間の値打ちが出てくる。僕自身、自分のなかに悪と善があることはよくわかっている。邪悪な妄想もあふれている。だから、自分のなかにある悪が暴れて非人間的にならないように努めてきた。どれだけ「悪」を少なくし、「善」を大きくしていけるか、そのためには、心のなかにいるケモノをコントロールしていくことが必要だ。

心のなかのケモノをコントロールするのも価値のひとつ

僕たち人間の脳には、食べたい、眠りたい、セックスしたいという、生き残り、子孫を残すための本能が刻み込まれている。これをつかさどる視床下部は、爬虫《はちゅう》類以上の生物に備わっているので、爬虫類脳と言われる。爬虫類脳が暴走すると、自分さえよければ、と相手のことを考えなくなる。

ドストエフスキーは「人間の心のなかにはケモノがいる」と言っているが、人間である以上、誰の心のなかにも、本能が突き動かすケモノが住んでいる。

僕のなかにもケモノはいる。僕は一八歳の夏、「大学に行って、医者になりたい」と養父に頼んだ。長く心臓病を患ってきた養母を見てきて、母のように困っている人を助けられるようになりたい、と思ったのだ。しかし養父は、どんなに頼んでも、首を縦に振らない。

「バカ野郎、貧乏人は働けばいいんだ」

そう言われた瞬間、僕は彼の首に手をかけ、泣きながら首を絞めていた。苦しい生活のなか、僕を拾って育ててきてくれた養父を、自分というものを否定されたような怒りや悔しさから手にかけようとしたのだ。心のなかのケモノが暴れるまま首を絞めていた僕に、養父は抵抗しようともせず、僕を見つめてポロポロと涙を流した。

そのとき、どこからか「やめろ」という声が聞こえたような気がした。その一声ではっとわれに返った。紙一重だった。あの頭のなかで響いた鋭い一言がなければ、僕は命の恩人を殺していた。手がゆるみ、床にへたり込んで、ふたりでしばらく泣いていた。

「それほど勉強したいのか。自由に生きていい」

そう言ってくれた。苦しい生活のなか、とても大学に行かせる余裕はない。だから、「入学金や授業料は、自分でなんとかしろ」と続けた。本当は「貧乏人は働けばいい」なんて言いたくなかったはずだ。そんな養父の想いが理解できたのはずっとあとのことである。

あのときの声がなんだったのか、どこから聞こえてきたのかわからない。その声は、「人間っていうのは、厄介なイキモノだ。でも、ぎりぎりのところで、やっていいこととやってはいけないことがあるんだよ」と僕に教えてくれた。どんな人も聖人君子では生きていけない。でも大事な一線を超えないこと、ここに人間の値打ちのヒントがあるように思えてならない。

人殺しにならずにすんだ僕は、自分のなかのケモノが暴れ出さないよう、ずっと戦い続けている。僕は、自分のなかにケモノがいることを知って、少しだけだけど、がまん強くなった。自分の邪悪な部分から逃げずに、マイナスな部分をなんとかしようともがきながら、人間として成長できたように思う。

邪悪なケモノに引きずられそうになる弱さを自覚し、それと戦えるのも人間だ。いつ爆発するかわからないケモノが暴れ出さないよう、自分の心に呼びかける術を持っているかどうかが、その人の価値となる。

ここで大事なのは、悪を持っていてもいいということだ。暴れ過ぎない悪があることによって、人は強くなることもある。

ボノボに見る道徳性の起源

イラクの難民キャンプで巡回診察をすると、過酷な現実を前に体も心も疲れ切ってしまう。ＩＳの残虐な行為に涙があふれてきた。砂漠のなかで眠れない夜、人間はなんでこんなムゴイことをするのかと疑問に思った。帰国してすぐ読んだ本が『道徳性の起源　ボノボが教えてくれること』だ。

ボノボはチンパンジーやゴリラと同じ霊長類だが、チンパンジーとボノボではいろいろな違いが見られるという。

たとえば、他者の苦しみの知覚にかかわる脳の領域はチンパンジーよりもボノボの方が大きく、攻撃的衝動を制御する経路もよく発達している。そんなボノボを、愛と平和の動物、と言う人たちもいる。

ボノボの共感能力は非常に高い。共感力は愛する力に関係してくる。一頭がささいな怪我をしただけで、たちまち仲間が取り囲んで傷を調べたり、なめたり、グルーミングという毛づくろいをしてやったりするという。また、ボノボは人間と同じようにあくびが伝染すると言われ、一頭があくびをしていると、そばにいるボノボがついあくびをしてしまう。これも、共感力があるからだ。

チンパンジーは残酷な暴力性をしばしば発揮するが、ボノボは「チンパンジーとは驚くほど対照的」だという。

「チンパンジーで観察された殺しあいは、ほとんどが縄張り争いで起こっているのに対して、ボノボは縄張りの境界ではセックスをする。(中略)メスが相手側の縄張りへ駆けていってオスと交尾したり、他のメスに背乗り《マウンティング》したりするのが観察されている。セックスと戦争を同時にするのは困難なので、あたりはたちまち社交の場と化す。締めくくりには、違う群れの大人どうしがグルーミングをし、子供たちがいっしょに遊ぶ」

なんとも平和な光景だ。

チンパンジーの世界は食べ物もセックスも強いものが独り占めをする傾向がある。そのために血みどろの戦いをしてしまう。だが、ボノボは違うようだ。

チンパンジーやボノボに木の実を配り、ハンマーと石臼を置いておく実験をしたところ、ボノボはきちんと自分の順番を待ったという。順番を待つという道徳性を支えているのは、ボノボが戦ったり傷つけあったりしなくてもいつか食べられるということに気がついているからではないか、と想像できる。食べ物もセックスもわずかな順番の差はあるが、誰にでもちゃんと行き届くことがわかっているので、待つことができるのではないだろうか。

別の実験では、二頭が協力すれば引き寄せられるような台を提示し、台に食べ物を載せたところ、チンパンジーの場合、食べ物をめぐって競争を始め、なかなか台を引き寄せることができないのに対し、ボノボは協力して食べ物を分けあったという。

これらのボノボの話は、彼らが道徳性を持っていることを教えてくれる。ボノボの行動を見ていくと、道徳性の起源には共感、あるいは他者や自分が属するコミュニティへの気遣いがまずはじめにあったのではないかと思う。人間とボノボの祖先は共通している。人間もまた、同じ道徳性の根源を持っているはずだ。僕はそこにこそ期待したい。

道徳教育は必要か

今、日本の政府は道徳教育を強化しようとしている。宗教を信じている人が少ない日本では、教育でもっと道徳心を養う必要があるのだという。

確かに、教育や宗教で道徳心が強まることはあるが、ボノボの例からわかるように、道徳の始まりは教育や宗教ではけっしてない。道徳教育は一歩間違えると、権力を握った人たちがその権力を守るための道具にしてしまう可能性がある。

戦前行われた道徳教育では、国家に従わない者や国家のために働かない者は非国民、非人間扱いされた。ひどい話だが、当時、たいした反対はなかった。道徳教育の力である。

しかし、そんな人間を従順にさせる「道徳」は真の道徳とは言えない。

差別を許さない、戦争しない、平和に徹する。そういう道徳をホモ・サピエンスもボノボも間違いなく持っているはずなのだ。ボノボは縄張りを越えて、違う群れ同士でグルーミングし、相手をケアしあう。そんな利他の精神の根源に立ち帰り、僕たち人間も道徳性を深めていけるはずだと信じている。

権力を握った人にとって「扱いやすい道徳的な人間」は、それほど「値打ち」が高いとは思えない。僕が「人間の値打ち」を感じるのは、自分のなかにあるわずかな差別感情も減らそうとする人や、権力が間違ったときにNOと言う人だ。

なぜバッシングしてしまうのか

ひとりひとりの人間として、僕たちにとって一番大事なことはなんだろうか。

まずは生き抜くことが大事だ。そのために必要なのは、「寛容」だと思う。砂漠では他者と貴重な水を分けあい、食べ物を分けあう。それは生き抜くために必要な鉄の掟《おきて》なのだ。

自分と違う考え方をする人や違う宗教、あるいは違う民族に対して寛容でいられるかどうかが、国家間においても、ひとりひとりの人間が生きていくうえでも大事なことだと思う。もし異質な他者の存在を認めることができれば、差別は生まれず、おそらく戦争も防げるだろう。学校でも大人の社会でも、ちょっと変わった人がいてもその人を排除したりいじめたりせず、寛容でいられるかどうかが大切なのだ。

今の日本で「寛容」が薄れているように思えるのは、経済的に苦しい時代が続いて、そのなかで生き抜かなければならないストレスが大きいからかもしれない。まるで椅子取りゲームのように、自分が椅子に座るために誰かを一斉に叩いてスケープゴートにする、という空気が強まってしまっている。

バッシングする側には、おそらく大きな不安や孤立感があるのだろう。だから、多数の側になることで、安心感を得たいのだと思う。そうやって大勢で一緒になって誰かを叩けば、その間は、すっきりした気分を味わえるかもしれない。

けれども、バッシングは叩かれる側の人間を傷つけ、貶めるだけではなく、むしろ叩く側の人間の価値を奪う行為だ。バッシングする側は、叩くことによって自分が存在している意味を見つけようとしているわけだが、それは逆に自分の価値を下げることにつながる。

暴力の地で息づく「人間らしさ」

イラク北部にあるシャニダール遺跡から、約四万七〇〇〇年前のネアンデルタール人（旧人）の骨が見つかっている。発掘された九体の骨のまわりの土壌からは野の花の花粉が採取されており、ここに住んでいたネアンデルタール人たちが遺体に花を手向けていた可能性が高い。死者に対する思いやりを感じさせる痕跡だ。骨の分析から、障がいのある人が生きていた痕跡も見つかった。

ネアンデルタール人とクロマニヨン人（新人）はまったく違う種類と言われてきたが、最近の遺伝子研究により、交雑が行われていたのではないかと考えられ始めた。そうであれば、僕たちのなかのどこかにも、障がいのある人に手をさしのべたり、死者を花で飾ったりするネアンデルタール人の思いやりの心が残されているのではないか。

ネアンデルタール人は、はるか昔に絶滅してしまった。だが、彼らの物言わぬ骨は、道徳の授業がなくても、宗教が始まる前から弱い人を助け、死んだ人を弔ったりする道徳性が息づいていたことを僕たちホモ・サピエンスに語りかけているように思う。

シャニダール遺跡のあるイラク北部は、ＩＳが跋扈《ばっこ》する暴力の地となって破壊しつくされた。この章のはじめでも書いたように、大勢の人が殺されたり、拉致されたりしており、たくさんの若い女性たちが性奴隷として売買されている。だが、そんな非道がまかりとおる状況に置かれながらも、人間らしさを失わない人たちがいる。

あるヤジディ教徒の集落に、ＩＳに拉致され、性奴隷にされた少女たちが監視の目をかいくぐって逃げ帰ってきた。彼女たちは被害者でありながら、最初は後ろ指をさされていた。

しかし、集落の古老たちが「好き好んで性奴隷になったわけではないから、この子たちにレッテルを貼ることは絶対にまかりならない」とみなに言い聞かせたことで、彼女たちの居場所ができた。僕が医療支援に行ったとき、そうやって受け入れられた未婚の女性のほかに若いお母さんにも会った。家族みんなで幸せそうだった。

ヤジディ教ではヤジディ教徒同士でしか結婚することができない。ＩＳに性奴隷にされた大勢の女性たちを受け入れなければ、この集落の若者たちの多くが結婚できなくなり、子孫を残すことができなくなってしまう。いわば生き延びるための苦渋の選択でもあったわけだが、古老たちの「寛容」の精神が彼女たちを救ったことは確かだろう。

「寛容」は人間の値打ちに関係している

暴力が支配する中東であっても、そこに住む多くの人たちが人間らしさを失っていないのは、彼らにこの「寛容」の精神が根づいているからかもしれない。

イスラムの教えのひとつに、「喜捨」という考え方、習慣がある。イスラム社会にホームレスが少ないのは、この「喜捨」のおかげではないかと思う。貧しい人たちには周囲が自然と手を差し伸べ、どこにも頼るところがなくなっても、モスクに行けば食べるものと寝る場所を与えられる。イスラム社会はほかのどこよりも売春が少ないと言われているのも、「寛容」の証かもしれない。僕は一三年近く中東に通っているが、古い歴史のある下町へ行っても、風俗店や売春を思わせるような地域を見たことがない。

僕たちが活動拠点を置いているイラクのクルド自治区では、一時、経済状態が悪化し、預金が下ろせないという事態に陥った。それでも街にはホームレスの姿を見なかった。苦しいなかでも他者を助けるイスラムの精神は、「人として生きるとはどういうことか」を僕たちに示しているように思う。

僕も、イラクでよく「喜捨」を受ける。僕はコーヒー、特に濃いどろどろのアラビック・コーヒーが大好きだ。イラクに行ったとき、街のなかで「コーヒーが飲みたい」と言うと、道を教えるのではなく、必ず誰かが一緒についてきて、カフェまで連れていってくれる。そして、僕のコーヒーを注文し、代金まで払ってくれるのだ。日本円にすれば、たぶん一杯二〇円くらいだろうが、もちろん現地ではそんなに少ない額ではない。それでも、僕たちをカフェまで連れていってくれるイラク人はみな、例外なく代金を支払う。

あるとき、六人ぐらいでやはりコーヒーを飲もうということになり、ホームレスに近いような貧しい身なりのおじさんが、僕たちをカフェまで連れていってくれた。さすがにこのおじさんに六人分払わせるのは……と思って僕が代金を出そうとしたら、おじさんは「やめてくれ」と言う。

「あなたたちのコーヒー代をオレが払うことで、オレは善行を積み、死んだあと、天国に行くことができる。だから、このコーヒー代はオレに出させてくれ」

そう言われて、僕は手をひっこめるしかなかった。お金よりもっと大切なものがあるんだと教えられた気がした。おじさんが、なんだか、かっこよく見えた。

「アリとキリギリス」のなかにある嫉妬

「寛容」について考えていたら、「アリとキリギリス」の話を思い出した。

夏の間、アリがせっせと働いているのに、歌を歌ったりヴァイオリンを弾いたりしていたキリギリスは、冬になって食べ物がなくなり、アリのところへ行く。しかし、「自分たちが働いている間、お前は何もしていなかったじゃないか」と追い返されるという、有名なイソップの寓話《ぐうわ》だ。

この話は普通、「アリのようにまじめに働くことが大切だ」という教訓としてとらえられる。でも、僕は「アリはなぜ、キリギリスの頼みを断ったのだろう」と疑問に思っていた。

考えた末に、アリの「嫉妬」「羨望」だったのでは……と思った。羨望は原始的な攻撃欲動になることがある。本当はアリだって、キリギリスと一緒になって時には歌ったりヴァイオリンを弾いたりしたかったのではないだろうか。冬になってキリギリスがアリのところへ来たとき、「じゃあヴァイオリンを教えてよ」と、キリギリスと一緒にご飯を食べていたら、両者が共存してアリも楽しい人生を送ることができただろう。そして、働いてばかりだったアリの世界は豊かになったはずだ。

でも、できなかった。寛容でいられなかった。羨望がアリを冷たくした。働かなかったのだからジゴウジトクと思ったのではないだろうか。

そんな僕の考えを形にしたようなストーリーの『フレデリック』という絵本がある。体の色がほかの仲間と違う小さな魚を主人公にした、有名な『スイミー』の作者であるレオ・レオニの作品だ。

主人公は、「アリとキリギリス」のキリギリスのように働かない野ネズミ、フレデリック。ほかのネズミたちが冬に備えてせっせと食料を集め、昼も夜も働いているのに、フレデリックはじっと座っているばかり。何をしているんだ、と聞かれると、「おひさまのひかり」や「いろ」や「ことば」を集めているんだ、と言う。ほかのネズミたちは、働こうとしないフレデリックに腹を立てた。

やがて冬が来て、ネズミたちは冬ごもりを始めた。最初はたくさんあった食べ物もだんだん尽きてきて、みんな元気がなくなっていく。そのとき、フレデリックは集めた「おひさまのひかり」でみなをあたため、「いろ」でみなの心を彩り、「ことば」を詩にして拍手喝采を浴びる。フレデリックのおかげで、みな、すごく癒やされて、冬を越す勇気が出てくるのだ。

働きアリは正解か

今のような厳しい時代には、キリギリス的なもの、あるいはフレデリック的なものがどんどん生きにくくなってしまい、みながひたすら働きアリになってしまう。もちろん、働く価値は大きい。しかし、ヴァイオリンを弾いたり、「ことば」を集めたりすることにも価値は生ずるのだ。人間には本来、アリの部分も、キリギリスの部分も欠かせないはずだ。生きるうえでの最大の目標は楽しく幸せに生きるということであり、その目標を実現するためには、キリギリスやフレデリックのような存在は実はとても大事である。

冬の備えをしなかったキリギリスが食べられなくなるのは自業自得、自己責任と断じ、働きアリの生き方を賞賛する考え方には儒教的思想が色濃く出ていると思う。それに比べると、空や宇宙からエナジーをもらっているフレデリックの生き方は、老荘思想のタオイズムのようにも見える。儒教的な教えはどちらかというと処世術につながり、小さなバランスを考える。一方、タオイズムは大きなバランスで考える。両方ともバランスではあるが、大きなバランスで考えることにより比重を置いた方が「人間の値打ち」は高くなると思う。

いまだに全員が働きアリになることをよしとするカタい頭の人たちがいるが、キリギリスやフレデリック的なものにも価値があることに早く気がついた方がいい。難しく言えば「苦楽中道」ということになるだろう。

ストイックにがんばって苦を飲み込むように生きるアリの勤勉さと、人生を豊かに楽しく生きるというキリギリスの楽観主義、その両方を備えた生き方の大切さを、次の世代を生きる子どもたちにわかりやすく伝えたいと思っている。童心社という出版社でカマタ版『アリとキリギリス』の紙芝居をつくり、子どもたちにアリとキリギリスが抱えているそれぞれの価値を示そうという話が今、進んでいるところだ。人気の絵本作家スズキコージに絵を描いてもらう予定だ。ダイナミックな紙芝居をつくろうと思っている。

分断の壁を壊せ

問題は、アリとキリギリスが分断されていたことではないかと思う。アリは「おまえはオレたちの仲間じゃない」と、キリギリスを締め出してしまった。でも、そんなふうに相手を切り捨てれば、さらなる対立を生むだけだ。

世界はどんどん壁をつくろうとしている。そして心の分断化も起き続けている。そんな時代だからこそ、僕たちの人間の値打ちが問われている。壁をつくる人がいれば、壁を壊す人が必要なのだ。分断の壁をつくる流れが強まれば強まるほど、勇気をもって統合や融和に心血を注ぐ人が現れなければならない。人間の値打ちはこの壁をどれだけ壊していくことができるか、というところにも表れる。

だが残念なことに、今のところ壁は高くなる一方だ。僕たちの世界は宗教、民族、国家、価値観などの違いで分断され続け、そのなかから暴力や悲劇が生まれ続けている。「壁」は今、世界全体が抱える課題と言える。

二〇一六年、イギリスでEU残留の可否を問う国民投票が行われる直前、EU残留派だった労働党の下院議員ジョー・コックスさんが銃と刃物で襲われ、暗殺された。犯人の男は犯行時「ブリテン・ファースト」と叫んだと言われており、国粋主義的な主張の持ち主だったらしい。

国民投票の結果、決まったのは、EUからの離脱だった。得票率は五一・八九％対四八・一一％とまさに国論を二分したわけだが、この国民投票によってイギリス国民の考えに大きな分断があることが明らかになった。EU離脱を支持するイギリス人の多くが、増え続ける難民や経済移民を負担に感じ、EUという共同体に対する不信感を強めていた。

コックス議員の追悼集会の参加者がこう言っていた。

「格差や生活難の原因は簡単には説明できない。でも人々は単純な答えを望む傾向がある。白か黒、敵をはっきりさせる言葉を選ぶ」

EU離脱といった白か黒かを問われるような国民投票では、賛否が拮抗《きっこう》し、お互いの主張が真っ向からぶつかりあいがちだ。しかし、「この問題については白だけれども、こっちは黒」といった具合に、ひとりの人間の頭のなかには白と黒の考えがまだら状に存在している。

アンデルセンの「みにくいあひるの子」の話では、あひるのひなのなかに一羽、体が大きくて灰色のひながいて、ほかのあひるからいじめられるが、遺伝子的に言うなら、どの鳥も白と黒の両方の色を微妙に持っていて、どちらが顕著に出ているかというだけ。人間も同様だ。あたかも「純白」対「漆黒」であるかのように激しく対立するのではなく、お互いが相手の色も少し持っているということを想像すれば、対立した主張を持っているようでも、相手のどこかに自分と同じ考えを見出すことができる。それを理解できれば、コックス議員に起こったような悲劇は減らしていけるのではないだろうか。

「共感力」は人間の値打ちにつながる

実は元々のイソップの話では、「アリとキリギリス」ではなく「アリとセミ」だったという。地中海沿岸で生まれたイソップの話がイギリスに伝わったとき、イギリスにセミがいないのでキリギリスに代えられたそうだ。セミは幼虫の間、何年も土のなかにもぐっている。やっと地上に出てきて歌うことができたのに、アリはそんなセミの苦労を思いやらず「あいつは歌っているだけでいいよな」と考えてしまった。

だが、セミはセミの価値をまっとうしている。何年もの間、地中で必死に生き抜く。そして地上で脱皮をし、羽を自由に羽ばたかせ、木の幹にとまり、鳴きながらパートナーを探す。限りある生命は差し迫っている。地上に出てからのわずかな期間に生と性と死が重なりあい、自らの種を守るため、セミは必死にその生命を燃やすのだ。

トランプ大統領を持ち上げる反知性主義の人や「ローマ法王がトランプ氏を応援している」などという、とんでもないフェイクニュースを平気で垂れ流す人たちや、暴力的な白人至上主義の人たちは、他者への想像力が欠けている。セミが地上に出てくるまでどれほど苦労して生き抜いてきたかなんて想像ができないのではないか。目に見える事実の向こう側にもうひとつの事実がある。僕たちはその向こう側の事実を見る力をつけていく必要がある。世界中にフェイクニュースが垂れ流されていく時代はなおさらのこと、そんなふうに「真実」を想像する力を持つことがとても大事だ。

もしアリが想像力を働かせることができたなら、「セミだって苦労して生きてきたんだから、一回ぐらいならいいか」と食べ物を分けてやる気持ちが生まれたのではないだろうか。キリギリスやセミもアリの生き方を評価しながらも、他者を頼りにしないで、冬が来る前に南の国へ飛んでいくなど、自分で自分の命を守ろうと考えることが大切。そんな紙芝居をつくろうと考えている。「あいつはオレたちとは違う」と切って捨てるのではなく、一％でもいい、そんなふうに相手のことを考える共感力が「人間の値打ち」をアップするのだ。

デヴィッド・ボウイの価値ある行動

トランプ大統領は、移民を排除するためメキシコとの国境に壁をつくる、という公約を掲げ、当選した。だが、トランプが「国境に壁を！」と叫べば叫ぶほど、アメリカ世論は真っ二つに分かれ、対立を深めていった。壁は分断の象徴である。壁が高くなればなるほど、向こう側にいる人々が見えなくなり、相手への共感力を育むことが難しくなる。

東西冷戦の時代、人々を分断する象徴的存在だったのは、当時、東と西に分かれていたドイツに築かれたベルリンの壁だ。

ベルリンの壁が壊れてから約一〇年後の一九九八年、僕がプロデュースした映画がベルリン映画祭に招待され、ベルリンを訪れた。ベルリンの壁の跡も見にいった。西ベルリンをぐるりと取り囲んでいたこの壁をよく壊したな、と思った。

だが、壁が分断しきれないものもあった。そのひとつがロックだ。西ベルリンで行われた大勢のロック・ミュージシャンたちのコンサートは、東ベルリンの若者たちも壁越しに耳を傾けていたという。

二〇一六年に亡くなったイギリスのロックスター、デヴィッド・ボウイは、一九八七年、西ベルリンで「壁」を背にして野外コンサートを行った。彼は、スピーカーの一部を東べルリン側に向けた。「壁」の向こうに集まった東ベルリンの若者たちは、「壁を壊す」「オレたちは自由になりたい」と叫んだ。彼らの声や喝采は、壁越しにボウイの耳にも届いた。壁の向こう側とこちら側が、ロックでひとつになったのだ。

壁の向こう側を想像してごらん

デヴィッド・ボウイは「壁」の向こう側にも音楽を届けようとすることで、まさに「壁」を壊したのだと思う。彼の想いは東ベルリンの若者たちの心に火をつけ、それはコンサートから二年後、本当の壁を壊す力になった。

統合や融和を訴え、壁を壊そうとしたのは、ロック・ミュージシャンたちだけではない。一九六三年六月、アメリカ大統領ジョン・F・ケネディは、ベルリンの壁で囲まれていた西ベルリンを訪れ、人々にこう語りかけた。

「自由主義は分かちがたいものであり、一人でも奴隷的な拘束を受けている状態では完全な自由とは言えない。すべての人々が自由になったとき、平和で希望に満ちた地球で世界がひとつになる日の訪れを期待することができるのです」

自由主義が抱える難題に触れながらも理想を掲げたこの演説を、ケネディは「一人の自由な人間として『私はベルリン市民である』という言葉に誇りを覚えます」としめくくった。そして、絶対に崩れないと言われていたベルリンの壁は、この演説の二六年後に崩壊した。

ケネディの「私はベルリン市民である」は、共感力にあふれる言葉だ。「ベルリン市民」をいろいろなものにあてはめることができると思う。僕は、イラクに行くときは「アイアム　イラキッシュ」「私はイラク市民」と思うようにしている。

被災地の支援でもいつも被災者が何を必要としているか、「私が被災者なら」何をしてほしいか、常に想像するようにしている。

壁を壊すのは、結局は、人間の共感力と想像力なのだ。

ひとりひとりが、デヴィッド・ボウイのような気持ちで壁を壊し続けていこう。

第五章

自分の「価値」を決められるのは人間だけ

人間の「価値」は変わるからおもしろい。
固定観念から離れて、
自分で自分の「価値」を見つけよう。

「服従」は人間の値打ちを下げる

自由に生きる。

人生を自己決定しながら生きていく。

これは、僕が一番大切に考えていることだ。

自分の値打ちを高めるためにも必要なことだと思ってきた。

自由に自己決定しながら生きていくためには、服従しない生き方が大事だ。

そのことを示す有名な実験がある。

ユダヤ系アメリカ人の社会心理学者スタンレー・ミルグラムは、「どのようにホロコーストが起きたのか」「人間はなぜ権威に服従してしまうのか」を実証するため、アイヒマン実験と呼ばれる実験を行った。折しも、アウシュビッツのユダヤ人虐殺を指揮したアドルフ・アイヒマンの裁判が始まっており、哲学者ハンナ・アーレントはアイヒマンを「凡庸なる悪」と呼び、論議を巻き起こした。「凡庸なる悪」とはつまり、普通のおっさんで能吏、と言いたかったのだと思う。姿も考え方も発言も大量虐殺を指揮したモンスターのようには見えなかったということだ。

ミルグラムの実験は、アーレントの言葉を裏付けるものとなる。

アイヒマン実験では、教師役となる被験者が出した問題に対し、生徒役が間違った解答をすると、被験者は生徒役に電気ショックを与えるよう指示された。実はこの実験では教師役ひとりだけが被験者で、生徒役は実験の協力者で、実際には与えられていない電気ショックを受けたかのような演技をしていた。しかし、被験者はそのことを知らない。

自分が与えた電気ショックに苦しみ、「ここから出してくれ！」と叫び声をあげる生徒役の姿を目の当たりにし、教師役の被験者は「実験をやめさせてほしい」と訴える。それでも、実験の責任者役から「続けてください」「正解するまで続けねばなりません」と言われると、最大電圧まで電気ショックを与え続ける被験者が続出した。暴力を受けたわけでも、脅迫されたわけでもないのに、「あなたに責任はない」と告げられると、六五％の被験者が電気ショックを与え続けたのだ。

被験者たちは、ただ権威ありげな灰色の実験着を着た男が指示を与えただけで、自分の行為によって苦しむ人を前にしても、その行為をやめようとはしなかった。アーレントがアイヒマンについて指摘したとおり、判断と責任を放棄すれば、鬼や悪魔ではない、ごく普通の人間が簡単に非道なことをしてしまうのだ。「復讐《ふくしゅう》するは我にあり」という映画があったが、「服従するは我にあり」と言いたくなるほどたやすく服従する、それが人間なのだ。

「部屋のなかに象がいるぞ」と言う勇気

明らかにおかしいことでも、「部屋のなかに象がいる」などと言えば、周囲から「あいつは、変なやつだ」と思われてしまうのではないか、と人の目を気にする。それで、本当のことを口にできない。こういうことは、現実には山のようにあるだろう。

そんなことばかり続けていたら、いつのまにか、服従することがあたりまえになってしまう。服従しない生き方をするには、どうすればいいのか。簡単だ。見たままのことを言えばいいのだ。

「おかしいぞ」「部屋のなかに象がいるぞ」。これだけでいいのだ。

事実を事実として受け入れる、発言する勇気を持つこと、それが服従しない生き方につながっていく。「和して同ぜず」と言うが、それぞれの違いを認めて一緒にやっていくことと、違いなど存在しないかのようにみな同じに振る舞うことは、まったく異なるのだ。

日本では、「空気を読む」のはいいことだ、と考えられている。「あいつは空気が読めない」と言われれば、それは悪口である。確かに、空気を読むことは処世術としては必要なのかもしれないが、時に、空気を読まない生き方も大事なのだ。

日本人は空気を読むのがうまい分、無言の同調圧力に屈服しやすい。特に今の日本は、長いものには巻かれる社会、空気を読むことに汲々《きゅうきゅう》としている社会になりかけている。それを政治がうまく利用している。物事を曖昧にしながら徐々にある方向に巧妙に持ち込もうとしているのだ。

人間として失いたくないものや守りたいものに対しては、自分で判断すること、責任をとることを手放してはいけない。人間は、ホロコーストのように、絶対にしてはいけないことにも簡単に服従してしまうイキモノだという意識を持ち続けていきたい。

人間の値打ちは、みなが慣れきってしまったよどんだ空気を、新しい時代の新しい空気に入れ替えることにある。空気に負けず、空気をかき回すパワーを持つことが大事なのだ。

「言葉」は人間の値打ちを高める

自分で自分自身を肯定できる何かは、その人だけのもので、他人と比べられない。大事なのは、自分の物差しだ。比べない力を持っている人は、自分の物差しを持っている人だと思う。

ただ、今のようにネットが発達し、簡単に手に入る情報ばかりを目にしていると、膨大な情報を追うばかりになってしまい、自分の物差しをつくるということが難しい。ひとつの物差しだけで判断して、「自分はダメだ」「他人より劣っている」と思ってしまうのではなく、いろいろな物差しがあるということを知ってほしい。

そのことを教えてくれるもののひとつが本だ。僕は、ＩＴ時代だからこそ本を読むことが大切だ、と思っている。

本のなかには、自分の生き方を変えていくような言葉がある。本を読んでいて、思わぬ力を持つ言葉と出会うことがあるが、そんな言葉を糧にするのは、人間の値打ちを高めることにつながるはずだ。

言葉は、人間の値打ちにとって大事なもののひとつだと思う。人間はほかの動物にはない「言葉」というものをつくり出し、言葉を通して生き方を決めてきた。そして、「文字」を発明して自分の考えを書きとめてきた。たとえば、選挙で政治家を選ぶときは、その政治家がどんな本を読んできたかで、けっこう的確な判断ができるのではないだろうか。中傷合戦が繰り広げられたアメリカ大統領選挙で、トランプがどういう本を読んできたか、もっと議論があれば良かったのに、と思う。

僕自身、本を読んで、言葉に影響を受けてきた。子どもの頃、夏休みになると図書館で借りられるだけ本を借りて、何度も繰り返し読みふけった。貧乏でどこにも行けなかったから、そうするしかなかったのだ。でも、逆にたくさんの本を読むことで自分の世界を広げていくことができた。

今でも、一日一冊ぐらいのペースで本を読んでいる。僕の本の読み方はちょっと変わっているかもしれない。自己主張が強い僕は、本を読んでいても「この作家と自分はここが違うな」と、いつも考えるようにしている。だから、「決定的な影響を受けた本」というものが、僕にはない。どんな分厚い本でも、自分に必要なところは一ヶ所ぐらいだと思っているのだ。夕刊フジに作家が好きな本を紹介するコーナーがある。二回取材されたが、ドストエフスキーの『カラマーゾフの兄弟』と山本七平の『空気の研究』を挙げた。

この二冊だって決定的な影響を受けた本ではない。それでも、いい言葉が記されている本に出会ったときは、「オレはオレ」と思っていた自分が揺さぶられる。そして、その本を読み終わったとき、自分のなかの何かが変わる。変わるといっても、たった一%ぐらいのわずかな変化だ。でも、そうやって少しずついろいろな本から影響を受けながら、自分の価値がつくられてきたように思う。

「宿題の答え」が人間の値打ちを証明する

人生を生きていくなかで、その人の物差しも、値打ちも変わっていく。

たとえば、オバマ大統領。二〇〇九年プラハで、原爆を使用した唯一の国の責務として核兵器廃絶を訴えた格調高い演説を行い、ノーベル平和賞を受賞した。だが、八年間の任期中、彼は語った理想を実現させることはできなかった。核兵器の近代化・開発に三〇年間で一兆ドルの予算を承認し、包括的核実験禁止条約（CTBT）も批准していない。米ソ冷戦時代と比べれば、核軍縮は進んでいるものの、現在も世界中に約一万六〇〇〇の核弾頭が存在していると言われる。ノーベル平和賞は期待はずれのものとなり、オバマは国内外で批判を浴びた。ノーベル平和賞を受賞したときのオバマへの賞賛は、失望へと変わってしまったのだ。

「チェンジ」という希望と期待とともに熱狂的に始まった、アメリカ大統領としてのオバマの価値は随分下がってしまい、その失望の大きさを示すかのように、アメリカ国民はオバマと真逆のトランプを新しい大統領に選んだ。だが、オバマの人生はこれからが本番だと思う。ノーベル平和賞が本当に妥当だったのかどうかは、彼がこれから自分で証明していくことになるだろう。

人間の値打ちは、その人が死ぬまでわからない。オバマのように、人間の値打ちを高めるための「宿題」を抱えながら生きなければならない人が世界中にはたくさんいるだろう。たぶんどんな人でも、小さな宿題や課題を持っているはず。ひとりひとりが、それになんとか答えを出す必要がある。

何かで自分の値打ちを下げてしまったとしても、そんな「宿題」にどうやって対峙《たいじ》していくかで、いつでも大逆転はあり得る。それもまた、人間が持つ可能性なのだ。

札びらじゃないんだ

「要町《かなめ》あさやけ子ども食堂」は不思議な子ども食堂だ。

ここは、山田和夫さんの自宅。子どもたちは山田の部屋以外は出入り自由で、押入れを秘密基地にするなどやりたい放題、まるで、子ども天国である。

「山田のおっさん」に惹《ひ》かれて、子どもたちだけでなく、いろいろ変わった人がここに集まってくる。子ども食堂の時間が終わると、ボランティアを中心に盛り上がる「大人食堂」に早変わりだ。この打ち上げの飲み会が楽しみで来る人もいる。

ボランティアのなかに、六〇歳ぐらいの背の高い男性がいた。みんなが飲んで騒いでいるなか、ひとりで黙々と皿洗いをしている。

「一緒にここに来て、飲んだら？」と言ったら、「いや、まだ働き足りないから、もう少し働かせてください」と、後片付けを続ける。

理由を聞くと、「罪滅ぼしです」と言う。

「私は外資系の証券会社に勤めていました。会社員時代は、それこそ人を押しのけてでも儲けることに熱中しました。本当、申し訳ないぐらい、すごいお金を儲けてきたんです。でも数年前、こんな人生じゃいけないんじゃないか、と思って、金融の仕事から足を洗い、自分で主宰する子ども食堂を始めました。子どもたちは大勢来てくれて、一〇〇人くらい集まります。でも、まるで家庭みたいな感じがする山田さんの子ども食堂に来ると、自分の食堂はただ大きいだけだ、と気づかされます。何かが違うんです」

「そんなに儲けたんだったら、ここだってお金に困っているわけだし、たくさん寄付すればいいじゃない」と僕が言ったら、彼は語気を強めた。

「それじゃ、ダメなんです。こんなにいいことをしている場所で、また札びらを切るようなことをしちゃ絶対いけない。だから自分は、ここでは誰よりも汗水たらして働きたいと思って来ているんです」

僕たちの生きる社会ではお金はとても大事で、お金のある人が必要なところにお金を出すのは大切なことである。

でも、それ以上に大切なことがある。お金がすべてという世界で生きてきたこの人は、そのことに気づいて、自分の値打ちをつくり直そうとしている。そう僕には見えた。人生の後半戦にさしかかった彼は今、自分の値打ちを高めるための「宿題」に懸命に取り組んでいるのだろう。

人生を生きていくなかで、人間の値打ちはいくらでも変わっていくし、変えていくことができる。いくつになっても、人間の値打ちが出てくる生き方をする可能性は残されているのだ。

シングルマザーが生き生きとかっこよく生きていた

Nさんから手紙をもらったのは四年ほど前のことだ。当時、彼女は二八歳、広島に住んでいた。肺がんを患っていたNの夫は、その二ヶ月ほど前、四年間の闘病の末、亡くなっていた。手紙には、「僕の講演で救われた」と書かれていた。

Nの夫の胃と肺にがんが見つかったのは、なんと彼女が男の子を出産した二ヶ月後だった。進行がんであると告げられ、手術で一時はいい状態になったが、がんは脳に転移し、嚥下《えんげ》障害や手足のマヒも出てきた。病状が重くなるばかりの夫の姿に、Nは「夫のやりたいことを全部やらせてあげよう」と決めた。

Nの夫はギャンブルが大好きだった。そこで、競輪や競艇、そしてパチンコを好きなだけさせた。不思議なことに、パチンコをやっていると痛みがやわらいだという。

Nは愛にあふれている、と思った。どうすれば末期がんで苦しむ夫が幸せな気持ちになれるか、そのことを一番に考えたのだ。共感力や包容力がなければ、なかなかできないことだ。

最後は、自宅で訪問看護を受けながらの闘病となった。「れい」と名付けた幼い息子と少しでも多くの時間を過ごさせたかったのだ。突然降りかかった悲劇に負けず、一生懸命、前向きに生きているNには、たくさんの応援団ができた。訪問看護のスタッフをはじめ、きめ細かいサポートを得て、これ以上ないような在宅ケアができたという。

そんなことを綴《つづ》りながら、Nは「これで良かったのか」と何度も自分自身に問いかけていた。僕は心打たれ、返事を書いた。そして、Nとの手紙のやりとりが始まった。

厳しさに負けず、明るく生きる値打ち

Nの一生懸命な生き方に感動した僕は、講演で近くに行ったときにお会いしたりした。『1%の力』という本でNの話を書いた。やがて、れい君が小学校に上がる年齢になると、Nは生まれ育った香川県に戻ることを決めた。れい君に転校させないよう、実家で子育てをしていくことにしたのだ。

しばらくして、Nから手紙が来た。れい君は元気に学校に通っているという。そして、夢だったケーキ工房を実家の果樹園の隣に開いた、という報告も書かれていた。お店の名は息子の名前をとって「れいくんち」にした。そんな嬉しい近況が綴られていた。

夫のがんという辛い出来事を経験し、若くしてシングルマザーになってしまったNは、悲しみを乗り越えて再生し、新しい現実を生きようとしていた。すごいな、と思った。

二〇一七年初夏、僕は香川県観音寺市《かんおんじ》へ講演に行くことになった。僕はいつもなんの準備もせず、ぶらっと出かける。前の日にどこへ行くのか、スケジュール表で確認をする。「四国か、Nさんとれい君が住んでいるところに近いのかな」と思って電話をしたら、なんと観音寺市から二〇分のところだという。「高松空港から直接寄るよ」と話したら、携帯の向こうから嬉しそうな声が返ってきた。僕は、お菓子とれい君が喜びそうな絵本を買い揃《そろ》え、四国へ向かった。

Nの高校時代の恩師やれい君が通っている小学校の校長先生など、大勢の人が僕を待っていてくれた。みんな彼女の応援団だ。一生懸命に生きている彼女には、人を引き寄せる力がある。れい君は今小学校二年生。校長先生から「れい君が卒業するまでにぜひ、いのちの話をしに学校に来てほしい」と言われた。「必ずまた来ます」と、約束をした。

夫の闘病中の四年間、Nは夫のケアに全力を尽くした。そして、シングルマザーになってからは、れい君を育てるという役割をやはり全力で果たそうとしている。Nは自分の生き方を見事に変容させながら、さらにケーキ屋さんという自分の夢へと一歩を踏み出した。ギアチェンジして自分の人生の方向を変えながら、ますます前を向き、充実して生きようとしている。そんなNの笑顔に、人間の値打ちが高い人だな、と思わずにはいられなかった。

ギアチェンジが人間の値打ちを変える

人間だからこそ、価値というものは固定的ではなく、いろいろと変わっていく。そこに人生のおもしろさがある。「もう札びらを切りたくない」と皿洗いをしていたボランティアの男性も、末期がんの夫を看取ったあとにシングルマザーとしてがんばるNも、しなやかに自分の価値を変容させていった。

僕自身も、今、自分の価値を変えようとしているところだ。

中東の砂漠のなかにひとり立っていると、「自分の人生って何だったのだろう」と考えてしまう。僕は今、六九歳。いわば人生の最終コーナーを回り出したところと言える。

諏訪中央病院を辞めた五六歳のとき、僕はそれまでトップギアの全速力で駆け抜けてきた自分の生き方をギアチェンジしようと思った。選んだのはセカンドギア。ダートや坂道に強いセカンドギアで、苦難のなかに生きる人々を支える活動をしたいと考えていた。

僕はその頃、「日本チェルノブイリ連帯基金（JCF）」「日本・イラク・メディカルネット（JIM－NET）」というふたつのNPOを立ち上げていた。ふたつのNPOの活動費は年間一億八〇〇〇万円。毎年これだけのお金を集めなければならないのだから、僕の稼ぐ力や集める力が問われる。けっこう大変だ。だが、期待に応えることは人間の値打ちに関係すると思ってやってきた。

ほかにも、やりたいことは山のようにあった。本が好きな僕は、読むだけではなく本を書く人になりたかった。『がんばらない』を皮切りに、共著も含めれば、これまで五〇冊以上の著書を出版することができた。また、大好きな映画も年間一〇〇本以上観る生活を続けている。

セカンドギアは人生を生きるうえで魅力的なギアだ。多様な使いみちがあり、人生ののどの段階にいる人にもおもしろいギアになると思う。コーナーではセカンドギアをうまく使えば高速のまま回ることができるし、働き盛りの人であれば、下り坂でセカンドギアを入れればエンジンブレーキがきいて安全な運転ができる。定年退職した人は、事故を起こさないようにセカンドギアでゆっくりとしっかりした足取りで第二の人生を走ってもいい。

僕自身は、セカンドギアで運転の仕方を変えながら、オンとオフ、それぞれベストのスピードで減速と加速を使い分け、キュンキュンッと坂道やコーナーを突っ走ってやると思ってきた。そのせいか、周囲からはセカンドギアで走っているようには見えないようだ。「『がんばらない』と言っているのに、がんばり過ぎ」と、よく言われる。

忙しくないと言えば嘘になるだろう。海外の支援活動に加えて、3・11で被災した東北の支援にも取り組んでいる。震災から六年以上経ち、復興が進んだように見えるところもあるが、人々の心と体にはまだまだケアが必要だ。だから、これからも僕は被災地に通い続ける。

被災地では子どもたちも不安を抱えて生きている。日本全国に足を運ぶが、特に被災地を中心に、毎年、子どもたちのために「いのちの授業」をしている。少しでも子どもたちに笑顔が戻り、未来に希望や夢を持てるように、命の大切な話をもっともっと伝えていきたい。

「無理」をしてもやりたいことをやる

今六九歳の僕は、人生のエンディングにさしかかっている。残された時間はそうない。イベントや試合と同じで、人生も最後をビシッと決めるのが大事、だから今度はトップギアに入れるつもりだ。

一回きりの人生、失敗することや躓《つまず》くことをおそれず、おもしろく最後までカマタらしく生ききりたい。これからスピードを上げて、人生の第四コーナーを上手に回っていきたいと思っている。

しかも、人生の下り坂のなかでの最終コーナーだ。下りはおもしろい。投資家だって、株価が軒並み下がっているときこそ大量に売れ筋の株を仕込むのだから、下りをどう過ごすかはとても大事なはず。人生にとっても経済にとっても、下りには価値があるのだ。

元々僕には上昇志向なんかまったくないから、下りを生きるのは大好き。趣味のスキーでは、すごいスピードで斜面を滑り降りる。駅の階段でも、下りになると斜面を滑って降りていくような感じで、気持ちがはねる。

やるべきことも、やりたいことも、どんどん増えていく。トップギアの全速力で走らなければ、とても最終コーナーに入りきれない。

確かに、若い頃のように元気いっぱいの体というわけにはいかない。この前もイラク支援に向かう飛行機のなかで発作性心房細動に襲われた。長嶋茂雄が脳梗塞になった原因の不整脈だ。想像以上に体は傷ついている。

幸い深刻な状態ではなく、医師からは「無理をしないこと」と言われた。早死に願望があるわけではない。でも生きている限り、「無理しても」やりたいことはやり続ける。僕が行くことで少しでも役に立てるなら、そこに行くことが人間の値打ちだと思って、もうしばらく突っ走っていくつもりだ。


「おばあさん仮説」

これから超高齢社会が到来する。人生の最終コーナーをどう回るかは、誰にとっても避けては通れない課題だ。

「文明がもたらしたもっとも悪しき有害なものはババァ」

元東京都知事・石原慎太郎の言葉だ。彼の理屈では「男は八〇歳、九〇歳になっても生殖能力があるが、閉経した女が生殖能力を失って生きているというのはムダで罪」なのだそうだ。

生殖能力を失っても女性はなぜ長生きをするのか。

多くの動物が繁殖という大きな目的を遂げるとほぼ同時に命を終えるのに対して、ヒトのメスは生殖機能を失っても長生きする。しかも、元気に高齢期を生きる、というところが非常にユニークだ。

人類学者のクリスティン・クロマル・ホークスは、その理由を探ろうと考えた。狩猟採集民族の研究を通してホークスが導き出したのは、おばあさんの存在は、生物学的に未熟な状態で生まれる人間の子どもの面倒をみるために必要だからだという「おばあさん仮説」である。

哺乳類のなかでもヒトの赤ちゃんは特に弱い。そこでさまざまな知識を備えている経験豊かなおばあさんが若い世代の子育てをサポートすることで、赤ちゃんの成長を助けるとともに、母親にも余裕が生まれ、結果的にヒトは多くの子どもをもうけることが可能になった。「仮説」ではあるが、非常に説得力があると思うし、現代にも通じる「仮説」ではないだろうか。

「おばあさん」は文明がもたらしたわけではなく、原始時代、ヒトが家族というコミュニティをつくって集団で生活を始めたときから、次世代の育児サポートという大切な役割を担っていた。存在する値打ちがあるからこそ、閉経後も女性は「おばあさん」として、長生きをしていくのだ。

難治性「おっさん病」

おばあさんに限らず、この「役割を担う」ということが、人間の値打ちにとって、とても大事なように思う。

地域医療の医師として高齢者にかかわっていたときから、気になっていたことがある。おばあさんは活力にあふれて長生きしているのに、おっさんやおじいさんはどうも元気がない。おじいさんに特徴的なのは「ぐだぐだと同じこと言う病」や、「粘着型説教病」だが、その遠因は「おっさん病」にかかりやすいという弱点があることだ。

「おっさん病」は難治性だ。一度かかってしまうと、なかなか治らない。有名大学を卒業して一流企業に入社したが、偉くなるのに足踏みしている人に多い「デリカシー足りない症候群」、また、せっかく高級官僚になったのに、国民のために働かず、一強のために「忖度《そんたく》過剰症候群」にかかっていることに気がつかないのも「おっさん病」の初期症状。ＩＱが高い。記憶力は抜群。なのに、「記憶にありません」と厚顔無恥に言える。記憶喪失症の仮病も「病」のひとつだ。こういう人たちが徐々に「聞く耳持たない病」という本格的な「おっさん病」になっていくのだ。

　家事、孫の世話、畑仕事から介護まで、年をとっても多くの役割を担っているおばあさんに対し、おっさんやおじいさんは仕事を辞めると名刺やポジションなしでどう生きていいかわからなくなってしまう人が多い。仕事のつきあいがなくなると、人間関係も一気に狭まり、孤独に耐える生活を送るということになりがちである。

もちろん個人差はあるが、近所づきあいなどでコミュニケーション能力を普段から鍛えているおばあさんと違い、おっさんは知らない人に気軽に話しかけるのが苦手だ。生活力もなく、妻であるおばあさんに頼りきりになってしまうので、配偶者に先立たれると余命が短くなる傾向がある。しかし、おばあさんは夫に先立たれたからといって、特に死期が早まるということはない。むしろ、より自由になって生き生きする人が多い。

今、日本人の平均寿命は女性と男性とで約七歳の差があるが、おっさんがもっと変わっていかなければこの差は今後さらに開いていくだろう。

二〇一六年一二月、孫や他人の世話をする高齢者は長生きするということを、スイスのバーゼル大学を始めとする五つの大学とひとつの有名研究所が共同研究として発表した。孫の世話をしなかった祖父母グループ、孫の世話をした祖父母グループ、子どもや孫はいないが他人の世話をしたグループなどに分類して調査したところ、血縁の有無にかかわらず、他者の世話をした高齢者は、世話をしなかった高齢者より長生きであることがわかった。

「おっさん仮説」

人の世話をするときは、オキシトシンという「しあわせホルモン」が出て若返る。孫を抱くときも、ペットを触るときも、このしあわせホルモンが出る。人のためと思っているうちに、回り回って自分を元気にしているのだ。カリフォルニア大学バークリー校の発表によれば、愛情ホルモンや親切ホルモンとも言われているオキシトシンは、老化した筋肉を若返らせるという。ほかにも、血管を広げ、感染症を予防したりストレスを緩和したりする作用がオキシトシンにあることがわかっている。

僕たちのまわりには「オキシトシンの人」がいっぱいいるはずだ。地域の世話役をやったりボランティア活動をしたり、みな、人間の魅力にあふれている。普段からオキシトシンを出すことを心がけていると人生がおもしろくなってくるはずだ。オキシトシン・リッチかどうかも人間の値打ちに関係している。

おっさんも人のために生きることをもっと考えてほしい。孫の世話もいいが、他人の子どもの面倒をみることが、おっさんの役割かもしれない。「要町あさやけ子ども食堂」をやっている山田和夫はぼくと同じ年。何十人もの子どもたちに囲まれ、山田は若々しくて、楽しそうだ。男は自分の子どもを育て終えたら、困難のなかで生きている他人の子どもに、ほんの少し手を差し伸べることで、自分も元気になる。生きている意味が見えてくる。これは鎌田がつくった「おっさん仮説」だ。

おばあさんのように役割を担い、老後も価値ある生き方をしていくために、男性は中年期からの準備が必要だ。名刺がない丸裸の自分になっても生きていけるよう、自分がどんな役割を果たせるのか探していけと、自分にも言い聞かせている。

混沌《こんとん》とした時代に価値の「変容」を

ニーチェは「脱皮しない蛇は滅びる」と言った。

滅びたくないのなら、あえて自分を変える勇気が必要だ。何歳になっても遅過ぎるということはない。

僕はトップギアに入れ替える。だが、人によっては、今までずっとトップで走ってきたから一段落としたい、あるいは、これからは加速に力を入れたい、とさまざまなケースがあるだろう。ずっと同じギアで走り続ける必要はない。

今、時代は混沌として先が見えにくい。これまで信じてきた自分の価値がなくなってしまったように見えるときもあるだろう。でも、それは脱皮するチャンスだ。「ダメな自分」「弱い自分」を素直に見つめることができれば、また新しい自分を見つけることができる。

壁にぶつかっているときでも、今までの自分を否定しなくていい。自分に合わなかったギアからギアチェンジすればいいのだ。

セカンドでダメならローに変えてみる、あるいはローから思い切ってトップに入れてみたら、違う世界が開けるかもしれない。どんどんギアチェンジをすることで、人生はもっとおもしろく、深いものになる。

一度だけの人生だ。最終コーナーを回るまで、自分の値打ちを高めながら、そうやって自由に走り抜けていけばいいのだ。

ゼロからゼロへ

人間は生まれるとき、ゼロからスタートする。ましてや僕は一歳一〇ヶ月で親に捨てられている。このとき、すべてがなくなったはず。ゼロにリセットされた。だからだろうか、ゼロから生まれたものはゼロになって死んでいけばいい、という意識が強い。余分な遺産を残さず、ピッタリゼロになって死んだら、僕の人生の値打ちは、けっこうイケテルように思う。

二〇一六年秋に立ち上げた「地域包括ケア研究所」の仲間たちは、ＳＮＳを使った新しい医療ビジネスを模索している若手医師、ブランディングのプロやファンド・マネージャー、人材教育のプロ、介護の理論家や実践家たちなど、その多くが三〇～四〇歳前後の若者たちだ。彼らのような逸材に僕が築いてきた人脈や経験をどんどんバトンタッチしていきたい。ＪＢｐｒｅｓｓというインターネットニュースで「鎌田實のヌーベルバーグ」というタイトルの連載を始めたのも、そんな引き継ぎのひとつである。僕の連載は毎月一回だが、ＪＢｐｒｅｓｓでは僕のまわりにいる若者たちにもコラムを書いてもらう。そうした経験を通して、メッセージを出す場をどうやって開拓していくか、彼らに学んでほしい。

値打ちのある「金貸し」になる

僕の夢は「金貸し」になることだ。夢を持っている若者たちに無担保で融資し、応援したいと思っている。バングラデシュのグラミン銀行は、女の人を自立させるためにミシンを買うくらいのお金を融資し、生活を自立させ、その女性の子どもに教育の機会を与えていく。日本ではミシンを買うお金というわけにはいかないが、五〇〇万円くらいまでの金額があれば、いろいろなことができると思う。

シングルマザーで、どうしても働かないと生きていけないが、子どもを預ける保育園が見つからない。だが、なんと風俗街に保育所があって、そこで働いている女性の話を聞いた。自分が親に捨てられているので、このお母さんは偉いと思った。でもほかの生き方もできるんだと提示してあげたい。

たとえば、今日本に八〇〇万軒以上あるという空き家は可能性の宝庫だ。貧困で困っているシングルマザーが子育てしながら働けるようにシングルマザーシェアハウスをつくる。風俗をぬけ出した女性が経営者になるのもいい。

もうひとつの空き家で、まず午前中はモーニング・カフェを開き、コーヒー一杯の値段で朝ごはんが食べられる名古屋のモーニングサービス方式で、おいしい朝食を提供する。ひとり暮らしのお年寄りだけでなく、ひとり暮らしの若者もやってくればしめたもの。世代を超えた交流のなかから、おもしろいことが始まっていくかもしれない。「朝の公民館」だ。

モーニングの時間帯が終わったら、今度は「認知症カフェ」に早変わり。認知症カフェは全国に七〇〇〇あり、認知症を発症した人がそこへ通うことで症状が緩和することもあると言われている。夕方からは「子ども食堂」にして、貧困のために食べに来る子も、両親が共稼ぎで夜遅くまで帰ってこないから来るという子も、みんな受け入れる。認知症カフェの参加者のなかには認知症でも料理はできるという女性もたくさんいるから、彼女たちが子ども食堂の料理をつくることだってできるだろう。煮物が得意なばあちゃんが恵まれない子どもたちのためにおいしい煮物をつくれば、生きる張り合いになる。そして夜は大人が楽しめる居酒屋を開く……こんなふうに空き家を多機能に活用させるチェーン店を経営することも可能だと思う。

いい思いつきには値打ちがある

小規模融資でも、できることはいろいろ考えられる。借りてくれれば、軌道にのるまでカマタが応援に入る。そして次の若者の夢のためにきちんと返済をしてもらう。時代が悪くなればなるほど、実はおもしろいことをやるチャンスだと思っている。そういう意味で、今はチャンスなのだ。

地域包括ケア研究所はほかにも、おもしろい企画を進めている。リゾート地で働きたい若者にインターネット上で仕事を斡旋《あっせん》し、成功している「リゾートバイト」という会社がある。この企業と地域包括ケア研究所で医療介護系のプロフェッショナルをリゾート地に派遣するシステムをつくるという、新しい事業に取り組む話が進んでいる。医師も看護師も介護士もみな、燃え尽きそうになっている。温泉のある、自然豊かなところで一年働いて元気になったら、また都会に戻ってくればいい。この「リゾートドクター&ナース」は、けっこうおもしろいと思う。

こうしたことも含め、これからの僕がすることはすべて、自分が持っているものをどれだけ活用して後悔を残さずあの世に行けるか、ということにつながっていく。ただ、どうしても捨てられないものもある。今一〇本抱えている連載を書くのに必要な資料、それから本の「断捨離」はやっぱり難しい。あとは、趣味のスキーの道具だ。最近は二年おきに骨折してひどい目にあっているが、それでも毎年シーズンになると、新しい板を買うのをやめられない。

僕にとって本やスキーは人生の最終コーナーをおもしろく生きるために欠かせないもの。肩肘はらずに遊び感覚で「断捨離」しながら、最後の瞬間にゼロにできればいいと思っている。死ぬ少し前に時間の余裕があったら嬉しい。すべてをきれいさっぱり処分するように頼むつもりだ。

死をおそれない価値

人生の最終コーナーを回っていくとき、死について考えることは避けられない。必ず訪れる死をどうとらえるか、まさに人生のエンディングにかかわる問題だ。

僕が診察している患者さんのなかに、八〇歳過ぎのおばあちゃん、Kさんがいる。彼女は食道がんで、一度は放射線治療で治ったが再発。高齢であることを考えると、これ以上治療法はない、という状態で緩和ケア病棟に入っていた。口からは何も食べられず、流動食が少し通るぐらい。胃ろうは絶対拒否で、点滴も「いやだ」と言う。

病気のことは全部説明し、あとは死を待つだけ、ということは本人もわかっている。延命治療は拒むものの、何もかもあきらめているかというと、そうではない。その証拠に、僕が回診に行くと、いつも藤沢周平を読んでいる。しかも、毎週違う本だ。

僕が「ばあちゃん、よく本を読んでいるね」と話しかけたら、Kはこう言った。

「本の知識を人生に役立たせられなくても、私は昨日より今日、少しでも成長したい」

いつ死ぬかわからないというときになってなお、最後まで自分を磨きたいと願うなんて、おばあちゃん、すごいな、と思った。

死をおそれないというのも、人間の値打ちのひとつだ。

死に方上手は人間の値打ちに影響する

告知がなされ、近々亡くなるというのはわかっているのに、『サピエンス全史』という上下巻の本を読んでいる男性Yさんがいた。その男性の病室を回診すると、「人間というイキモノは厄介なイキモノですね」と言う。

「とんでもなく悪いこともする。とんでもなくかっこいいこともする。本を読んでいると、自分の今までの人生のいろんなことが思い浮かんでくるのです」

病室にはやわらかな空気が漂っていた。死を受け入れているのだと思った。自分の人生を振り返っている。

「おもしろかったですよ。いくつか失敗もしましたけど、今から考えてみれば、失敗なんかたいしたことではありません。十分、人生を楽しませてもらいました」

この男性からは愚痴めいた言葉を一回も聞いたことがなかった。人生の最後になって、人生のすべてを肯定しているように見えた。『サピエンス全史』の下巻の途中で彼の人生は終わった。最後まで読み切らせてあげられなかったのが残念だった。

死んだらおしまい、という言葉があるが、どんな人にも必ず死はやってくる。死をどう乗り越えるかは、とても大切なことだと思う。死をおそれないで激しく生き抜くのも人間の値打ちになるし、死を受け入れて、感謝を述べて亡くなるのも人間の値打ちのひとつだ。

人間の値打ちを決める七つの「カタマリ」

この本ではずっと「人間の値打ち」ということについて考えてきた。

頭のなかで繰り返していたのは、人間の値打ちを決めるのはなんだろう、という問いだ。何度も書いたように、資本主義社会で生きている僕たちにとってお金は大事だ。だから、お金をどれだけ稼げるかというのは、人間の値打ちを決めるものとして外せない。でも、それだけで人間の値打ちが決まるわけではない。考え続けてきて、それには七つの「カタマリ」がある、と思い至った。

第一のカタマリは、空気に流されない生き方。
それを支えるものは、品位・美意識・尊厳。
役割をどれだけ果たしているか、社会や組織に貢献をしているかが大事。
たとえ高学歴のエリートであっても、品格や美意識が欠落していてはダメ。
真実を見つめる力があることも、人間の品格や美意識にかかわってくる。
よどんだ空気に負けないで生きること
「服従」しない自立した生き方
社会を腐敗させないように声をあげ、行動を起こすことも、人間の値打ちに関係する。

第二のカタマリは人生を楽しむ力。
僕がもっとも大切にしているもの、遊び心・ファンキー・自由・自己決定だ。
人間は自由だからこそ個性豊かにファンキーに、そして遊び心を持って生きられる。

どんな困難でも、それ自体を楽しみと思える人は生きる力が強い。

自己決定をしていくためにも、自由はとても大切だ。

自分で決定しながら楽しく生きている人は、それだけで人間の値打ちが高い。


三番目は愛と死。

愛することができる、愛されることができる、愛を受け入れることができる人間の値打ちを高めるためにもっとも大事なことかもしれない。

結婚してもしなくても、「愛」には貪欲でいたい。

ＡＩが力を持ち出した。ロボットにはできないことが人間の僕らに問われているそれは愛するということ、死ぬということだ。

愛を生み出すためには「共感力」、愛を持続するためには「包容力」が大事。

このふたつの力は家族や友だちをつくる力にもつながる。

友だちをつくる力がある人は地域でもビジネス社会でも活躍できるはず。

もうひとつ大切なのは「死」

どんな死に方をするかは人間の値打ちに影響する。
「死」に支配されず、命の最期にゼロになることをおそれない

第四は破壊力。
壁を壊す力だ。
この力をつけるためには「決断力」や「持続力」、「勇気」が必要。
人生には一度や二度、必ず壁にぶつかることがある。
壁は突破すればいい
壊してもいい、飛び越えてもいい、壁を迂回《うかい》してもいい
戦い方はいくつもあるのだ。
壁にどう立ち向かうかは経験と知恵だ。人間の値打ちには経験も知恵も関係してくる。
ときには相手の身になって、ここは小さな一撃で風穴を開けるだけでいいと考える
壁を完璧に破壊するデストロイヤーになるばかりが壁を壊す方法ではない
そんなふうに考えられる「洞察力」も人間の値打ちに関係する。

第五のカタマリは稼ぐ力。
きれいごとだけでは人生を生きていけない、お金は大事。
だから、働いてそれなりの報酬を得られる力を持っている人の値打ちは高い。
決断する力や持続する力はもちろん、独創的かどうか
愛される力を持っているかどうか
相手の気持ちになれる力があるか
社会に幅広くつながるための、いくつものネットワークを持っているか
稼ぐ力はアートだ。

第六は別解力。
和して同ぜず、人と比べない生き方が大事。
大きな仕事を成功させるには、別解力が必要。別解力がある人は、名刺で生きない
ひとつの価値観にこだわらず、いろいろなモノサシを自分のなかに持っている

だから、別解を生み出すことができる
別解力は、稼ぐ力だけでなく、壁を壊す力にも深くかかわっている。
別解力を支えるものは、疑う力。真実を想像する力
本当に正解はひとつか、常に疑うようにしていると、別解力を発揮しやすくなる
そのとき大事なのは、批判を受け止める力だ。
別解力を目指すと必ず、批判が出る。そのとき、怖気《おじけ》づかないこと
「変わった人」と言われたら、リスペクトされたと思えばいい
一本や二本の後ろ指はあたりまえ、動揺しない力も大事なのだ。
別解を探すということは、答えはひとつではないと認めること
違う答えに対して「寛容」になること
寛容は人間の値打ちに関係する。

七番目のカタマリは、孤独を怖がらない力。
孤独と向きあうには、内なる鬼神の存在が欠かせない

やさしい、あたたかいということも値打ちのひとつ
だが、それだけでは孤独のすさまじさに対するには弱い
心のなかにいるケモノは、孤独を乗り越えるだけではない。
孤独のなかでおもしろいことをやり出したりする
鬼神やケモノだけでなく、心のなかに悪があることも大事。
きれいごとではいかない世界、邪悪な心があるからこそ爆発する力になる。
激しい抵抗にあってもそれを打ち壊す力になっていく
「善」のなかに「悪」がまだら状に存在している
それが、さらに人間の値打ちを増すこともある。
孤独を怖がらない力を持つと怖いものが少なくなり、死もおそれなくなる
突然死も孤独死も怖くない
まわりに家族や好きな人がいようといまいと、死ぬのは結局、ひとり仕事
孤独を怖がらないところから生き生きとした生が始まる。
そして、「死」を意識したとき、さらに「生」が鮮烈になる。

孤独と死への恐怖心が少し減ると、人間の魅力はさらに上がっていく。

怪人二十面相という値打ち

人間の値打ちは、こんなふうにたくさんの要素によってつくられていると思っている。人間の値打ちはひとつの顔だけではなく、いくつもの顔を持っていると魅力が増すように思う。僕自身もできれば二〇くらいの顔を持ちたい。怪人二十面相だ。

この『人間の値打ち』という本のなかで、たくさんの人たちを紹介してきた。どの人も、ここに挙げた七つの「カタマリ」のうち、いくつも備えていた。

この七つの「カタマリ」はそれぞれいくつかのキーワードで支えられていることもわかってきた。たくさんの要素で人間の値打ちが構成されていることに気づいた。こうして整理していくと、自分にとって足りないものはなんなのか、自分を支えているいい特徴はなんなのかが見えてくるように思う。

この文を二〇一七年四月の末に書いている。今からちょうど八〇年前の四月二六日、ドイツ軍が北スペインの小さな町ゲルニカを空爆した。史上初めての市民への無差別攻撃と言われている。空爆の直後、ピカソは大作「ゲルニカ」を描き始め、パリの万国博覧会に出展した。僕は「ゲルニカ」を見るためにマドリードの美術館やゲルニカの町を訪ねた。ピカソのすごいところは、画家だから絵を描いていればいいと思わなかったこと。アーティストという自分の土俵のなかで「平和が大事」というメッセージを展開している、ここが大事なのだと思う。いくつもの顔を持っている。

冒険心こそが人間の存在理由

「ゲルニカ」は、単なる反戦絵画ではない。この時期、ピカソは自分が傷つけた女の象徴である「泣く女」をモチーフにしていた。「ゲルニカ」のなかには「泣く女」も組み込まれている。爆撃をするドイツ軍の残忍さだけではなく、自分自身も含めたすべての人間が持っている残忍さや業をあますところなく表現した、ここがピカソのすごいところだ。

「冒険こそが私の存在理由」とピカソは言っている。ピカソはつきあう女性の影響を受けて青の時代の絵を描いたり、キュビスムの新しい絵を描いたり、シュルレアリスムに傾倒したりと、次々とテイストを変えていった。評価の高い画風でも批判を怖がらず次々と変えていく、それがピカソの真骨頂、「冒険」だ。

ピカソだけじゃない。あなたのなかにも、僕のなかにも冒険する心がある。それが僕たちの存在意義だ。人間というイキモノは冒険心をもとにして「出アフリカ」に成功した。その末裔《まつえい》が僕たちだ。

さまざまな人間の値打ちは冒険のなかから生まれてくる。男も女も、若者も家族を養う働き盛りの人たちも定年を迎えた人たちも、生きている限り冒険し続けることで価値ある生き方をすることができる。

冒険をするためには、ほんのちょっとの勇気と体力、そして気力が必要だ。「冒険なんて無理」と思うあなたは、気がついていないだけ。心のどこかに、冒険に飛び出す勇気が必ずあるはず。

僕らはみな、八万年前、アフリカからユーラシア大陸を越えてベーリング海を渡り南アメリカの南端まで到達したグレートジャーニーに成功した人類の末裔なのだから。

おわりに——生きている限り、手遅れはない

振り返ってみれば、僕は人生のなかで、人間の値打ちを決める七つのカタマリを意識してきた。結果的に、少しでも人間の値打ちが増すような生き方を目指してきたんじゃないかと思う。

この本を書きながら、僕自身の「人間の値打ち」はどうなのだろう、と考えてみた。

もちろん、すべてにわたって、完璧にはほど遠い。もし自分自身で人間の値打ちの通信簿をつけるとすれば、特に愛する力や生活力などは点数が低い。愛することや生活をすることにがむしゃらさが足りなかったように感じている。それから、ネアカのように見えてネクラなところも、僕の人間の値打ちを下げているかもしれない。

ネアカの人はそれだけで価値ありと思っていいと思う。誰よりも人を愛し、ときには愛

に溺れ、人生に傷ついた人なんかも人間の値打ちがあると思う。自分がそうじゃないから、その値打ちの高さがよくわかる。

でも、楽しむ力や空気に負けない力や別解力、孤独を怖がらない力、壁を壊す力やファンキーに生きるという部分では、我ながらけっこういい線いっていると思う。

稼ぐ力についても、ふたつのＮＰＯの活動費として毎年一億八〇〇〇万円以上集めてきたのだから、けっこうがんばっていると言えるだろう。「あと五年、体の動く間はチェルノブイリやイラクの支援を続けよう」と決めている。このふたつのＮＰＯと地域包括ケア研究所を軌道にのせ、若い人にバトンタッチしたい。

「格差」「分断」なんかに負けてたまるか、と思っている。「分断」や「断絶」がそこら中に広がっている。少しでも自分のまわりにある壁をぶち壊したい。

ソウルフルフィーリング、魂があふれているかどうかとか、人間らしさ、このあたりの僕の通信簿は微妙な状態だ。魂や人間らしさをもっと磨きたい。

「まあいいか」とすぐに現状を受け入れてしまう僕にとって、厳しくも激しい「怒りのカタマリ」を飼うのは難しい。もっと激しくなりたい。僕のなかに鬼神やケモノのカタマリがあることは間違いない。自分のなかの邪悪な心や鬼神やケモノから目をそらさなければ、もっと大きな人間になれていたかもしれないと思う。今からでも遅くはない。生きている限り、手遅れはない。もっと強く生きようと思っている。

持続力や応用力や共感力は高い点が取れる自信があるが、決断力についてはやはり微妙だ。確かに「えいやっ」と決めるときは決めてきた。でもしっかり分析をして決断していたのではなく、けっこう気分で決断してきたように思う。

壁にぶつかっても、その壁をぶち壊す力を持っていたい。

いつも「答えはひとつじゃないぞ」と自分に言い聞かせ、別解力を発揮したい。

空気には流されず、品位を持ち続けたい。

どんなときでも顔を上げ、孤立をおそれない生き方をしていきたい。

もっとファンキーでイカシタ、そして型破りな生き方を貫きたい。

僕自身の、新しい人間の値打ちの課題が見えてきた。

僕が一番大事にしている自由に生きる力、これにも合格点をあげられない。

外からは、僕はとても自由に生きているように見えるらしい。

一八歳のとき、「自由に生きていい」と養父に言われた。

にもかかわらず、本当に自分は自由に生きてきただろうかと、振り返っている。「がんばらない」なんて言いながら、格好つけて、「いい子」を演じてきた。

それがこれまでの僕だ。

今、僕は自由への途上にいる。

＊

最後に、本書が世に出るきっかけをつくってくれた集英社新書の落合勝人さんと、とりわけ、献身的に協力してくれた加藤裕子さんには、この場を借りてお礼を申し上げたい。

おふたりをはじめ、校正者や、多くの人々の「人間力」のおかげで、僕は、この本の作業に全力投球できたと、深く感謝している。

参考文献

『フレデリック　ちょっとかわった　のねずみのはなし』（レオ・レオニ著　谷川俊太郎訳　好学社　一九六九年）
『ソフィーの世界　哲学者からの不思議な手紙』（ヨースタイン・ゴルデル著　須田　朗監修　池田香代子訳　日本放送出版協会　一九九五年）
『世界がもし100人の村だったら』（池田香代子再話　C・ダグラス・ラミス対訳　マガジンハウス　二〇〇一年）
『闇屋になりそこねた哲学者』（木田　元著　晶文社　二〇〇三年）
『がんばらない』（鎌田　實著　集英社文庫　二〇〇三年）
『黙っていられない』（池田香代子／鎌田　實著　マガジンハウス　二〇〇七年）
『空気は読まない』（鎌田　實著　集英社　二〇一〇年）
『道徳性の起源　ボノボが教えてくれること』（フランス・ドゥ・ヴァール著　柴田裕之訳　紀伊國屋書店　二〇一四年）
『未来を生きるきみたちへ　『二分の一成人式』で伝えたい　いのちの話』（鎌田　實著　小学館　二〇一四年）
『1%の力』（鎌田　實著　河出書房新社　二〇一四年）

『私の脳で起こったこと　レビー小体型認知症からの復活』（樋口直美著　ブックマン社　二〇一五年）
『人間力とは何か　3・11を超えて』（東日本国際大学東洋思想研究所編　昌平黌出版会　二〇一六年）
『ひとはなぜ戦争をするのか』（A・アインシュタイン／S・フロイト著　浅見昇吾訳　講談社学術文庫　二〇一六年）
「文藝春秋」（二〇一六年一二月号、二〇一七年三月号　文藝春秋）
『世界がもし100人の村だったら　お金篇　たった1人の大金持ちと50人の貧しい村人たち』（池田香代子／C・ダグラス・ラミス対訳　マガジンハウス　二〇一七年）
『夜の世界白書　2016年度』（一般社団法人Grow　As　People〈GAP〉　二〇一七年）
「致知」（二〇一七年五月号　致知出版社）
「おはよう21」（二〇一七年八月号　中央法規出版）

鎌田　實（かまた　みのる）

一九四八年、東京生まれ。諏訪中央病院名誉院長。日本チェルノブイリ連帯基金理事長、日本・イラク・メディカルネット代表、地域包括ケア研究所所長、東京医科歯科大学臨床教授。二〇〇〇年、『がんばらない』（集英社）がベストセラーに。〇六年、読売国際協力賞、〇九年、ベスト・ファーザー・イエローリボン賞（学術・文化部門）、一一年、日本放送協会放送文化賞を受賞。

人《にん》間《げん》の値《ね》打《う》ち

二〇一七年一〇月二二日　第一刷発行　　集英社新書〇九〇三I

著者……鎌《かま》田《た》　實《みのる》

発行者……茨木政彦

発行所……株式会社集英社

東京都千代田区一ツ橋二-五-一〇　郵便番号一〇一-八〇五〇

電話　〇三-三二三〇-六三九一（編集部）
〇三-三二三〇-六〇八〇（読者係）
〇三-三二三〇-六三九三（販売部）書店専用

装幀……原　研哉

印刷所……凸版印刷株式会社

製本所……加藤製本株式会社

定価はカバーに表示してあります。

ISBN 978-4-08-721003-3 C0247

Printed in Japan

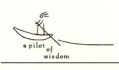